|任应秋医学丛书|

运气学说六讲

任应秋 著

任廷革 整理

中国中医药出版社
·北京·

图书在版编目（CIP）数据

运气学说六讲 / 任应秋著；任廷革整理 . —北京：中国中医药
出版社，2019.5（2024.8 重印）
（任应秋医学丛书）
ISBN 978 – 7 – 5132 – 5476 – 2

Ⅰ . ①运… Ⅱ . ①任… ②任… Ⅲ . ①运气（中医）—研究
Ⅳ . ① R226

中国版本图书馆 CIP 数据核字（2019）第 025477 号

中国中医药出版社出版

北京经济技术开发区科创十三街 31 号院二区 8 号楼
邮政编码 100176
传真 010-64405721
廊坊市祥丰印刷有限公司印刷
各地新华书店经销

开本 850×1168 1/32 印张 6.75 字数 105 千字
2019 年 5 月第 1 版 2024 年 8 月第 6 次印刷
书号 ISBN 978 – 7 – 5132 – 5476 – 2

定价 49.00 元
网址 www.cptcm.com

服 务 热 线 010-64405510
购 书 热 线 010-89535836
维 权 打 假 010-64405753

微信服务号 zgzyycbs
微商城网址 https://kdt.im/LIdUGr
官 方 微 博 http://e.weibo.com/cptcm
天猫旗舰店网址 https://zgzyycbs.tmall.com

内
容
提
要

　　本书是阐述五运六气学说的专题著作。作者根据
自己多年的研究心得，综合历代运气著作，去芜存
菁，整理而成。先述运气学说的由来和产生的科学基
础；次述干支甲子的基本知识和对运气学说的意义；
再述五运六气的基本内容及运气同化诸问题；最后列
"运气学说与辨证论治"专题，以《素问·藏气法时
论》为范例，阐述运气学说在中医临床中运用的原则
和大法，使理论密切结合实际；书后附有"六十年运
气交司表"，以便于读者学习和运用。全书解说明晰，
体系清楚，可供学习和研究运气学说者参考。

丛
书
前
言

　　任应秋（1914—1984）是著名的中医学家和中医
教育家，一生论著等身，其学术研究涉及医史、文献、
方药、医古文、中医基础理论、中医各家学说等诸多
领域，特别是在《黄帝内经》《伤寒论》《金匮要略》
等经典著作的研究方面，不论是研究方法，还是研究
成果，对业界的影响都是历史性的。2015年1月，《任
应秋医学全集》在中国中医药出版社出版，2017年此
书获得第四届中国出版政府奖。《任应秋医学全集》
全面展示了任应秋先生的学术思想、治学的方法和成
果，但因价格较高、部头较大，普通读者不易购买阅读，
为了弘扬优秀的中医文化，传承中医，满足广大普通
读者的需求，现将任应秋先生的著作重新进行整理分
类，陆续出版单行本。单行本之前均加了简单的整理
说明，内容基本保持原貌，总名为《任应秋医学丛书》。

《运气学说六讲》是《运气学说》的新校本。任应秋所著《运气学说》为1959年上海科技出版社出版的《五运六气》增订后出版的。今再版的原因有二：一是任应秋的《运气学说》在市面上已经难以寻到，有不少人常向我询问和索要此书；二是运气学说一直是中医学研究课题中的难点，许多学者不愿轻言放弃，仍在潜心钻研。为此，中国中医药出版社希望能再版此书，并邀请我来完成此次工作。

运气学说是中医学与历法、天文、气象、物候等学科交叉的产物，从科技发展史的观点出发，可以说是中医人在2000多年前的一次创新活动，其目的是从尽可能大的空间来认识生命活动和疾病发生的规律，使人类能更好地与自然界和谐相处。运气学说中的许多认识与现代科学研究的结果是吻合的，或相近的。当然，限于当时的科技水平，运气学说的科学性是有局限的。现代人对运气学说感兴趣，无非是出于两个原因：一是希望了解运气学说的原理，揭开其神秘的面纱，挖掘出有助于现代中医学基础和临床研究的信息；二是深入地理解前人研究复杂事物的思维方法，从中汲取营养，拓展现代相关研究的思路，以增进人类对未知世界的认识。不管是前者还是后者，这些出发点无疑都是积极和有益的。

运气学说构建在中国系统思维模式的基础上，其中充满了中国古代哲学中阴阳五行学说的精髓；无论是从"阴阳"观还是从"五行"观出发，运气学说都是在强调"动态平衡"的学术思想，这主要体现在运气学说的"圜道"观念中。所谓"圜道"即今"循环"的理念，认为万物都是在做循环运动。远古的人类从发生在身边的事物和现象中发现和领悟了这样的规律，《易经》第一个用文字和卦象的形式将这种认识进行了归纳、总结和提炼，运气学说可以说是将这一思想在认识人与自然关系中的具体应用。

运气学说所言之气象、物候的运动规律，主要是以我国中原地区为依据的，曾为中国古代气象学的发展做出了重要贡献。今天研究中国古代的运气学说，我想意义有三：一是运气学说用圜道观把人和自然更紧密地联系在一起，用更加强调的整体思维，促进对事物的综合、系统的研究和把握；二是运气学说努力地在提示自然万物的动态结构，所谓动态结构，是把空间和时间综合起来认识的方法，对今天自然科学的研究仍具有积极的启迪作用；三是运气学说运用"五运"和"六气"两大系统相互联系和相互作用的特性，来推算 60 年不同的气象、物候节律，这些貌似形而上学的假说，反映的是前人对客观世界细致观察的态度，以及用逻辑推理来描述观察结果的智慧。

　　借本书新校再版之机，略书本人对运气学说的一点点认识，以表继父之志。此次整理，对照任应秋的手稿进行，主要在文字和标点符号上进行了必要的修正，以准确表达作者的意图为准则。

　　　　　　　　　　　　　　　　　　　　　　　任廷革

　　　　　　　　　　　　　　　　　　　2009 年 12 月于北京

　　本书原名《五运六气》，写于 1959 年，迄今已 22 年，在"文革"中曾受到批判，故久已置之脑后，不复介意。惟从打倒"四人帮"以来，又渐有人向我讨论"运气"问题，更多的是向我打听要买书，甚至海外来索书的亦不少。1980 年 6 月，北京市中医学会竟把书刻印了，并以十本相赠，要我做几次"运气"的专题讲座，时以事忙未果。后来北京市中医学校亦要我讲"运气"，讲完后听众都希望能买到书。我征得上海科技出版社的同意，将原书略为增订，主要是改写了第一章"运气概说"。"干支""五运""六气"各章亦有所修订补充，特别是增加了六十年运气交司表，逐年各列一表，这在当前无历书可查的情况下，是很有必要的。增订既竣，并易以今名——《运气学说》。

　　在增订过程中，强调中医学的运气学说是结合医学探讨气象运动规律的一门科学。它是在当时历法、天文、气象、物候等科学的基础上发展起来的。"五运"是探索一年五个季节变化的运行规律;"六气"是从我国的气候区划、气候特征来研究气旋活动的规律。古代的气候区划是从五方观念来的,故有春温、夏热、长夏湿、秋燥、冬寒之说。而现代气象学家则谓中国为季风气候区域,冬季风偏北,夏季风偏南,春秋二季为风向转变之时期,这与《素问·至真要大论》"彼春之暖,为夏之暑;彼秋之忿,为冬之怒"的理论有些近似,因为它亦具有以春秋二季为寒热之转换起点的意义。现代气象学把中国分为五带,即寒温带、温带、暖温带、积温带、热带,说明中国气候偏于温热。而"运气"的风、热、湿、火、燥、寒六气说,除"湿"与"寒"外,风、热、燥、火也是偏于温热。说明古今探讨气象的运动规律,尽管科学水平有高下,运用方法有不同,但对于气象的基本认识还是相同的,这是因为同样都是从实践中得来的结果。

无可讳言,运气学说是以阴阳五行学说为支架的,并用以说明气象、物候运动的一个基本规律——动态平衡。自然界客观地呈现着大量的周期性循环现象,正如《吕氏春秋·圜道》所说:"日夜一周,圜道也。日躔二十八宿,轸与角属,圜道也。精行四时,一上一下,各与遇,圜道也。物动而萌,萌而生,生而长,长而大,大而成,成乃衰,衰乃杀,杀乃藏,圜道也。云气西行,云云然,冬夏不辍;水泉东流,日夜不休,上不竭,下不满;小为大,重为轻;圜道也。"这些天象、气象、物候,无不是一个首尾相接的圆圈,因此运气学说便着重从循环运动方面来研究气象、物候运动的根源。循环运动是自然界整体动态平衡的一种重要表现形式,而阴阳消长、五行生胜，是最能说明这一动态平衡的。所以《素问·天元纪大论》说："夫五运阴阳者，天地之道也，万物之纲纪，变化之父母，生杀之本始，神明之府也。"

运气学说中十天干、十二地支，都是从不同角度来说明气象、物候的循环运动的，故都有阴阳之分，具有五行的生胜关系。用阴阳以说明气象、物候平衡和不平衡的辩证关系。如《素问·至真要大论》说："夫阴阳之气，清静则生化治，动则苛疾起。"前者是阴阳的平衡性，后者是阴阳的不平衡性。事物的运动，总是存在着平衡和不平衡的两种状态；没有平衡，事物就不可能有一定的质的规定性；没有不平衡，矛盾统一体就不会破坏，一事物就不能转化为他事物。气象物候的运动更是如此。春温夏热，秋凉冬寒，这一相对的平衡，就是"阳生阴长，阳杀阴藏"的具体体现。太过、不及，都是相对的平衡受到破坏，阳主太过，阴主不及，也就是阴阳盛衰的表现。尤其是"五行生胜说"，不仅说明了气象、物候运动内部结构关系的复杂性，同时还阐明了气象、物候运动在异常变化中能保持自身的相对稳定性。五行中任何两行之间的关系并不是单向的，而是相互的，表现为与整体调节和反馈机制相似的形式。反馈是相互作用的一种特殊形式。例如："火"是受"水"制的，但"火"能生"土"，而"土"却能制"水"，即是"火"能通过生"土"的间接关系对"水"发生胜制的反作用，使"水"不能过分的胜制于"火"而使之偏衰。即受作用者通过某些中间环节，反作用于作用者，产生调节的效果，使系统得以保持相对平衡。这种反馈机制，在运气学说中是非常突出的。气象、物候的运动，由于太过、不及所引起的变化，还能产生"胜气"和"复气"的调节关系。《素问·至真要大论》说："有胜之气，其必来复也。"也就是说，既产生了胜制之气，必然要招致一种将其压抑下去的相反的力量"复气"。而且还如《素问·五常政大论》所说："微者复微，甚者复甚，气之常也。"意思是说，"复气"的大小轻重，随着"胜气"的大小轻重而定，其中包含着作用与反作用等同的意义。正因为如此，五行结构才能在局部出现较大不平衡的情况下，通过调节，继续维持其循环运动的相对平衡。

在"运气"中的五行学说存在着两种类型的自行调节机制，一种类型是正常情况下相生、相胜的机制，另一类型是反常情况下的胜复机制。这样就形成并保持了气象、物候运动的动态平衡和循环运动。

总之，运气学说固然古老，但它却具有系统论的思想，而且具有大系统理论的思想，是很值得研究的一门科学。书中所述，都是关于运气学说的一些具体方法，少有从理论上去分析它。这次增订完毕，略书点滴认识如上。

任应秋
1981 年 1 月于北京

　　五运六气是《素问》七篇"大论"的主要内容，从唐·王冰著《素问六气玄珠密语》、宋·刘温舒著《素问入式运气论奥》、明·熊宗立著《素问运气图括定局立成》、清·吴谦等撰《医宗金鉴·运气要诀》等，皆欲对《素问》之"大论"有所发挥，但都没有把"大论"的运气理论使之成为较完整的理论体系，以俾人易于学习和掌握，反令人望而生畏。因此，本书以不太大的篇幅，勉将《素问》中有关运气学说的内容进行梳理，使之自成系统而纲举目张，一览可概其全。

　　坊刻"运气"书，如《运气要诀》《运气彀》《运气掌诀录》《运气指掌》等，均以歌诀、图表为主，其意欲使人易读易懂，非不善也。但适得其反，这些书都不容易使人读得懂，反不如汪省之的《运气易览》、张介宾的《类经图翼》引人入胜，此无他，能够说清道理故也。本书亦以讲明道理为主要，适当地辅以图表，一般的歌诀，鄙俚不堪，概不采用。

五运六气既出于《素问》之"大论"，故本书亦以"大论"为根据。凡非"大论"所出，如天气生运曰"顺化"，天气克运曰"天刑"，运生天气曰"小逆"，运克天气曰"不和"等，其义固包涵于"大论"客主逆从之中，无须巧立名目，徒扰烦声而无新义也。

运气南北政之说，王太仆以降，都错误地举以说五运，惟清季海安陆儋辰勘破了这个道理，是指客气之所司而言。本书则一破旧例，而独取陆说以阐明之。

目前研究《内经》最困难者，莫如五运六气，本书为了帮助大家对《素问》运气学说的研究，以及为中医院校讲授运气学说提供参考，特别引用了较多的"大论"原文，略加解说。但亦力求避免不必要的繁冗，俾阅读者轻松一些。

如何运用五运六气的理论于临床，是读者最关心的问题。而从来谈运气的书，只是把"大论"中所述的许多症状罗列起来，如某日某运生某病、某气遭某症等，反弃运用之大法而不言，虽明朝如汪省之、陆九芝之流，仍不能脱此窠臼，这于临床是毫无用处的。本书则反此而行，各运、各气所主之病症，置而不言；非不欲言也，"大论"全文具载，又胡可胜言？独以《素问·藏气法时论》为典范，从运用的原则大法阐述，只要掌握了原则大法，变化万千的病症，都在我心胸。笔者更反对如宋人《三因方》《圣惠方》等按五运六气胪列方药，不合现实应用的死板教条。

五运六气，本来是在阴阳五行生克制化的基础上，进一步究诘自然变化的规律，但本书并没有谈到这方面的问题，亦非不言也，当另有讨论阴阳五行的专册，故不赘及。

本书所制诸图，多以《运气论奥》及《类经图翼》为蓝本，然亦有所修订，使其更能表达《素问》"大论"的旨意。

任应秋 1959 年识于北京

目录

第一讲　运气概说

　　什么叫"运气学说"（下简称"运气"）？仅解释为"五运六气"，这是不能令人满意的，因为并没有解说清楚运气的实质。假使再问什么叫"五运六气"？又仅以风木、君火、相火、湿土、燥金、寒水来回答，还是不足以说明问题。那么，究竟什么是"运气学说"呢？应该说：运气学说，是中医学在古代探讨气象运动规律的一门科学。下面谨就这个问题谈一点个人的看法。

一、运气学说的科学基础

　　在古代关于研究气象运动的相关知识，涉及的面是比较广泛的，诸如历法、天文、气候、物候等，经常都是交叉在一起的。由于气象学是人类在生产斗争中最迫切、最需要、最基本的知识，所以人类在很早的时候就开始留心和研究它了。人们若不能把握寒暑阴晴的变化规律，衣食住行都会发生问题。故远在三千年以前，殷墟甲骨文中的许多卜辞，都为要知道阴晴雨雪而留传下来，积累了丰富的经验。到周代前半期，我们的祖先已经搜集了许多气象学的经验，播为诗歌，使妇孺统可以传诵。如《诗经·小雅·頍弁》中云："如彼雨雪，先集维霰。"笺云："将大雨雪，始必微温，雪自上下，遇温气而抟，谓之霰。久而寒盛，则大雪矣。"这是说冬天要下大雪之前，必定先飞雪珠。又《诗经·国风·鄘风·蝃蝀》中云："朝隮于西，崇朝其雨。"笺云："朝有升气于西方，终其朝，则雨气应自然。""隮"即彩虹，意思是说，早晨太阳东升时，西方看见有虹，不久就要下雨了。

到了春秋、战国时期，"铁"得到普遍应用，生产技术和交通工具大有改进，我国的天文学和气象学知识也大有发展，表现在以下几个方面。

（一）二十四节气的确定

四季的递嬗，我国知道得极早。二"分"二"至"已见于《尚书·尧典》："日中、星鸟，以殷仲春。……日永、星火，以正仲夏。……宵中、星虚，以殷仲秋。……日短、星昴，以正仲冬。"注云："日中，谓春分之日。鸟，南方朱雀七宿①。殷，正也。春分之昏，鸟星毕见，以正仲春之气节，转以推季孟则可知。永，长也，谓夏至之日。

---

① 朱雀七宿：即井、鬼、柳、星、张、翼、轸。

火，苍龙之中星①，举中则七星见可知，以正仲夏之气节，季孟亦可知。宵，夜也，春言日，秋言夜，互相备。虚，玄武之中星②，亦言七星皆以秋分日见，以正三秋。日短，冬至之日。昴，白虎之中星③，亦以七星并见，以正冬之三节。"

犹言春分之日而见朱雀七宿，说明时当二月中的仲春，夏至之日而见苍龙七宿，则时当五月中的仲夏，秋分之日而见玄武七宿，则时当八月中的仲秋，冬至之日而见白虎七宿，则时当十一月中的仲冬。"尧"在历史上属于原始公社时期，这说明春夏秋冬四季以及二"分"二"至"的认识，早在原始公社时期便已经有了。降及战国秦汉之间，遂有二十四节气的名目，《大戴礼·夏小正》《管子》等虽有记载，究不全备。立春、雨水、惊蛰、春分、清明、谷雨、立夏、小满、芒种、夏至、小暑、大暑、立秋、处暑、白露、秋分、寒露、霜降、立冬、小雪、大雪、冬至、小寒、大寒等二十四节气记载完全而又较早者，当以《淮南

---

① 苍龙之中星：东方七宿，名苍龙，即角、亢、氐、房、心、尾、箕。心宿又名大火，居于七宿之间第五位，故谓之中星。
② 玄武之中星：玄武，即北方斗、牛、女、虚、危、室、壁七宿。虚当第四位，故亦称中星。
③ 白虎之中星：白虎，即奎、娄、胃、昴、毕、觜、参七宿。昴之前后各有三宿，故亦称中星。

子·天文训》为最。从立春到立夏为春季，自立夏到立秋为夏季，从立秋到立冬为秋季，自立冬到立春为冬季。每季分三气三节，每月定一气一节，凡在月首者为"节气"，立春、惊蛰、清明、立夏、芒种、小暑、立秋、白露、寒露、立冬、大雪、小寒是也；凡在月中者为"中气"，雨水、春分、谷雨、小满、夏至、大暑、处暑、秋分、霜降、小雪、冬至、大寒是也。像这样四季的安排，历法上应是最好的。所以气象学泰斗英人肖纳伯（Napier Shaw）亦曾经提倡欧美采用中国的这种历法。

（二）阴阳历调整的成功

"阳历"和"阴历"调合的困难，在于月亮绕地球和地球绕日两个周期的不能配合。月亮绕地球一周所需时间为29天12小时44分3秒，地球绕太阳一周所需时间为365天5小时48分46秒，两个周期不能相互除尽。我国古代"农历"把阴阳两历调和得相当成功。阴历月大30天，月小29天，一年12个月只354天，要比阳历少11天有余；每隔3年插入1个闰月，却尚多了几天；但若19个阴历年，加了7个闰月，便与19个阳历年几乎相等。我国在春秋中叶，已知道19年7闰的方法。《尚书·尧典》说："期三百有六旬有六日，以闰月定四时成岁。"所谓"三百有六旬有六日",就是阳历年,"以闰月定四时成岁",乃阴阳历并用。西洋在巴比伦时代,或希腊、罗马时代,也夹用阴阳两历,和中国原是一样。不过同一时代,我国的历法要比希腊、罗马来得进步。《孟子·离娄》说:"天之高也,星辰之远也,苟求其故,千岁之日至,可坐而致也。"古人称冬至、夏至为"日至",照孟子所说,在战国时代,我国测定阳历年的长短已极有把握。西洋到了我国西汉末年的时候,历法还是非常紊乱的。

(三)重要天象的翔实记录

我国古代可靠的重要天象记录,也多在世界各国之先,不但时间早,而且也详尽。其中日食是最受人注意的,大白青天,太阳忽然不见,出现满天星斗,这在当时是一件惊心动魄的事。为了要明白其中的道理,我们的祖先三千年前就不断地在记录和观测,殷墟甲骨文有记载,《尚书》有记载,《诗经》有记载,因为年代不详姑置勿论,单是《春秋》一书242年中便记有36次日食,其中32个已证明是可靠的。最早是鲁隐公三年二月朔的日食,即在公元前720年2月22日,比西方最早的记录,即希腊人泰耳所记的日食要早135年。又如太阳黑斑,是太阳上的一种风暴,因为风暴的温度要比太阳其他部分的温度低,所以它的光芒也比较幽暗些。我国历史上从汉成帝河平元年（公元前 28 年）起，即有太阳黑子记载，一直持续到明代、清代。由太阳黑子数所决定的太阳活动性，17～18 世纪初期的 70 年间，因为缺少记载，而定为太阳活动的衰落期，天文学称之为蒙德极小期。南京紫金山天文台徐振韬夫妇在 19 种地方志上查出 23 条关于 17 世纪的黑子纪录，其中 6 条在蒙德极小期中，经分析后，证明 17 世纪太阳活动一直是正常的。所谓蒙德极小期是资料不足的假象[①]。这足以说明我国的天象记录是相当完整的，在西洋直至 1610 年以前尚不知道日中有黑斑。著名天文学家刻卜勒（开普勒）在 1607 年 5 月间看到了日中黑斑，尚以为是水星凌日，不久以后伽利略用天文镜来看太阳，才知道太阳里有黑斑。

仅从以上所举的几个例子来看，古人在这方面的成就是很不平凡的，对于气象学、天文学都做出了伟大的贡献。特别是二十四节气和阴阳合历的确定，给广大劳动人民带来了无穷的方便，这些历法、天文知识的丰硕成果，也给运气学说奠定了科学基础。

---

① 见 1980 年 3 月 18 日《北京日报》。

二、古代气象学获得成就的因素

古代气象学之所以获得巨大成就，归纳起来约有三点：首先是由于广大民众生活和生产的需要，人们总要留心于气象和天象的观测；并在有条件的时候，不断地做了翔实的记录和总结；甚至还制造出相当精细的仪器，以助人力之所不及。兹分别叙述之。

（一）民众观测的积累

在春秋以前没有二十四节气记录，人们的衣食住行统要看星宿的出没来做决定，所以当时观测天象的知识是很普及的。明代顾炎武《日知录》中云："三代以上人人皆知天文。'七月流火'，农夫之辞也。'三星在户'，妇人之语也。'月离于毕'，戍卒之作也。'龙尾伏辰'，儿童之谣也。后世文人学士有问之而茫然者矣。""七月流火，九月授衣"，出于《诗经·豳风·七月》，"火"是东方七宿"心星"的名称，犹言七月火星向西流逝，气候逐渐转凉，最迟到九月便当加衣服了。"绸缪束楚，三星在户"，见于《诗经·唐风·绸缪》，"三星"即"参星"，为东方七宿之一。"在户"，犹言"当户"。笺云："参星在户，谓之五月之末，六月之中也。""月离于毕，俾滂沱矣"，见《诗经·小雅·渐渐之石》，"毕星"乃西方七宿之一，注云：

"以毕为月所离而雨，星有好雨者，即此毕是也。""滂沱"即下大雨的意思。"龙尾伏辰"这句话的来历，见于《左传·僖公五年·传五》谓："八月甲午，晋侯围上阳，问于卜偃曰：'吾其济乎？'对曰：'克之。'公曰：'何时？'对曰：'童谣云：丙之晨，龙尾伏辰，均服振振，取虢之旆。'"意思是说，甲午日，晋侯派大兵包围了虢国的都城上阳，问卜偃道，能攻进城吗？卜偃说：你听童谣就知道了。童谣歌词的大意是：丙申清晨，尾星伏辰，日光大明，晋军振振，夺取虢旆。这说明春秋以前天象知识的传播在民众中是极其普遍的。

（二）翔实记录的总结

在各个朝代里，凡是当时首都所在地的区域，特别重视异常气候的记载，如大旱、大水、大寒、大暑，以及霜雪冰雹等。略从西汉以后，对异常气候的记载不仅继续增加，而且记录的地域范围也不断扩大。例如南宋的首都在杭州，从高宗绍兴五年（1135 年）到理宗景定五年（1264年），凡 129 年间，有 41 次杭州晚春下雪的记载。气象学家根据这些记载，和近年杭州春天最后一次降雪日期相比，推断出南宋时代的春天降雪期要比现在延迟两个星期。这就是说 12 ～ 13 世纪的时候，杭州的春天要比现在冷 1℃

之多。所以我国科学家竺可桢氏曾说："在我们的史书上和各地方志上，古代气候记录的丰富，是世界各国所不能比拟的。"[①]把广大民众所具有的丰富经验和长期积累的记录资料进行加工处理、分析研究，必然能够总结出一些较有价值的东西来。

（三）气象仪器的创制

古代人们对气象的研究，不仅是单凭观测，也发明并制造了一些仪器，以辅助观测之不足。

如后汉或魏晋人所著的《三辅黄图》中云："长安宫南有灵台，高十五仞，上有浑仪，张衡所制。又有相风铜乌，过风乃动。"这个能测风向的铜乌制法虽不详，但据《观象玩占》说："凡俟风必于高平远畅之地，立五丈竿，于竿首作盘，上作三足乌，两足连上外立，一足系下内转，风来则转，回首向之，乌口衔花，花施则占之。"可知张衡制的候风铜乌，和西洋屋顶上的候风鸡相类。西洋的候风鸡，到 17 世纪时始见于记载，要比张衡候风铜乌的记载迟到一千年。

雨量器也是在中国最早应用的，宋·秦九韶著的《数

---

① 竺可桢著《中国过去在气象学上的成就》，载《科学通报》1951 年第 2 卷第 6 期。

书九章》中有一算题，就是关于计算雨量器的容积。到明永乐末年（1424 年）令全国各州县报告雨量多少，当时各县统一颁发了雨量器，一直发到朝鲜。朝鲜的《文选备考》中有一节记载了明朝雨量器，计长一尺五寸，圆径七寸。到康熙、乾隆时期，陆续颁发雨量器到国内各县和朝鲜。日本人和田雄治先后在大邱、仁川等地，发现乾隆庚寅年（1770 年）所颁发给朝鲜的雨量器，高一尺，广八寸，并有标尺以量雨之多少，均为黄铜制。这是我们所知道的世界现存最早的雨量器。西洋到 17 世纪才用雨量器。

张衡创浑天学说的同时还制造了浑天仪，立黄赤二道，相交成 24 度，分全球为 365 度四分度之一，立南北二极，布置二十八宿及日月五星，以漏水转之，某星始出，某星方中，某星今没，与实计完全一样，其精巧为中外前所未有。这些仪器的制成与应用，人们对天象和气象的认识大大提高了一步。

由于经验的不断总结，资料的不断积累，以及有关仪器的发明创造，使我国的气象学取得了巨大的成就，于很长一段时间里在世界上居于领先的地位。

三、结合医学探讨气象运动规律

中医学对人与自然的关系一向是看得很重的，故《素问·宝命全形论》说："天覆地载，万物悉备，莫贵于人，人以天地之气生，四时之法成。"说明人这一有机体，要想很好地生存于天地之间，首先就要认识春夏秋冬四时变化的规律，以及掌握好适应四时变化的法则。怎样才能适应四时变化呢？在《素问·四气调神大论》里有详尽的叙述。如春三月要善于养生奉长之道，夏三月要善于养长奉收之道，秋三月要善于养收奉藏之道，冬三月要善于养藏奉生之道。总之，"春夏养阳，秋冬养阴"，是保持人体健康的根本法则，反之则如篇中所说："逆春气，则少阳不生，肝气内变；逆夏气，则太阳不长，心气内洞；逆秋气，则太阴不收，肺气焦满；逆冬气，则少阴不藏，肾气独沉。"四季气候变化，对人体影响如此之大，迫使中医学不得不从这方面加以研究，并在上述的基础上，发明了探讨气象变化规律的运气学说。

可见运气学说的产生是有科学基础的，所以它既能说明气象变化的一些问题，并可以得到一定的实践验证。兹录宋人沈存中《梦溪笔谈·卷七》关于验证运气学说的故事一则于下："医家有五运六气之术，大则候天地之变，寒暑风雨，水旱螟蝗，率皆有法，小则人之众疾，亦随气运盛衰。今人不知所用，而胶于定法，故其术皆不验。假令厥阴用事，其气多风，民病湿泄，岂溥天之下皆多风，溥天之民皆病湿泄耶？至于一邑之间，而旸雨有不同者，此气运安在？欲无不谬，不可得也。大凡物理有常有变：运气所主者，常也；异夫所主者，皆变也。常则如本气，变则无所不至，而各有所占。故其候有从、逆、淫、郁、胜、复、太过、不足之变，其发皆不同。若厥阴用事，多风，而草木荣茂，是之谓从；天气明絜，燥而无风，此之谓逆；太虚埃昏，流水不冰，此之谓淫；大风折木，云物浊扰，此之谓郁；山泽焦枯，草木凋落，此之谓胜；大暑燔燎，螟蝗为灾，此之谓复；山崩地震，埃昏时作，此之谓太过；阴森无时，重云昼昏，此之谓不足。随其所变，疾疠应之，皆视当时当处之候。虽数里之间，但气候不同，而所应全异，岂可胶于一定？熙宁中，京师久旱，祈祷备至，连日重阴，人谓必雨，一日骤晴，炎日赫然。余时因事入对，上问雨期，余对曰：'雨候已见，期在明日。'众以谓频日晦溽，尚且不雨，如此旸燥，岂复有望？次日，果大雨。是时湿土用事，连日阴者，从气已效，但为厥阴所胜，未能成雨。后日骤晴者，燥金入候，厥阴当折，则太阴得伸，明日运气皆顺，以是知其必雨。此亦当处所占也，若他处候别，所占亦异。其造微之妙，间不容发。推此而求，自臻至理。"

　　沈存中，名括，是我国北宋时期著名的科学家，所著的《梦溪笔谈》是我国科学史上的一部重要著作。他以很大的篇幅总结了我国古代特别是北宋时期自然科学所达到的辉煌成就，详细记载了古代科学家以及劳动人民在科学技术方面的卓越贡献，内容涉及数学、天文、物理、化学、生物、地质、地理、气象、医药和工程技术等十分广阔的领域。因此，他所记载的运气一则，不仅可靠性很大，而且对待运气学说的观点也是较正确的，很值得我们学习。

　　中医学一向重视气候变化与疾病发生的关系，所以对外来病因着重于风、寒、暑、湿、燥、火六淫邪气的研究，特别是注重对"岁露"的研究。所谓"岁露"者，即岁时不正之气也，《灵枢·岁露论》就是讨论这一问题的专篇，颇类似医学气象学所谈的气象预报。因此，我认为运气学说即古代的医学气象学。

第二讲　干支甲子

十天干、十二地支，又简称"十干""十二支"。《史记》称"十干"为"十母"，"十二支"为"十二子"①，又简称作"干支"或"干枝"，都是相对而言的。从历史的发展看来，大概是先发明了十干，再发明了十二支，再发明了甲子。早在公元前 1562 ～公元前 1066 年的殷商时期，便已经有了"干支甲子"。十干首先被用于商王朝世系的名号，如成汤名"天乙"，他的儿子便叫"大丁""外丙""中壬"；孙子名"大甲""沃丁"；曾孙名"大庚""小甲"；一直到纣王，凡传十七代，三十三王，都是以天干命名的，纣王就名"帝辛"。后来有了十二支和甲子，随着历法的发展，便普遍被用于历法方面来了。旧史称："大桡探五行之情，占斗纲所建，于是始作甲乙以名日，谓之干，作子丑以名月，谓之枝，枝干相配，以成六旬。"②这就充分说明干支甲子的产生是和历法有密切关系的。梁任

① 均见《史记》卷二十五《律书》第三。
② 《后汉书·律历上》注引《月令章句》。

公引丹徒马良的话说："甲子等十干十二支，盖与今欧洲通用之罗马字母同物。腓尼西亚及希腊文皆二十二字母，其数与此正同。我国字形变迁，不知凡几，音读变迁及方言不知凡几，泰西亦然。若从两方面尽搜罗其异形异音者而校合之，安见此二十二文，非即腓尼西亚之二十二字母乎！"①

马氏之说只是臆度而已，干支与希腊字母数固相同而义则大异，字母是西方文字语言之根，干支固无字母之用宏，只是具有古代天文、历法方面的特殊意义，不能混为一谈。兹分别叙述如次。

一、十　干

如上所述，"甲乙以名日"，十干在殷商时期就是用以纪天日的，所以又称"天干"。在未纪月之前，是以"旬"为单位的，从"甲"日起到"癸"日止刚好为十日，便称为"一旬"，所以"十干"恰好是十数。从出土的殷墟卜辞来看，纪日虽亦有干、支并言的，但确是以十干为主。如罗振玉《殷墟书契前编》三·一八·一卜辞云："己丑卜，庚雨。"意思是说，己丑这天问卜，说是庚寅天（即第二天）会下雨，这里并没有把"寅"字写出来。又七·四四

①《饮冰室丛书》第五种。

卜辞云"乙卯卜，昱丙雨""辛亥卜箙，昱壬雨，允雨"，亦只写了"丙雨"和"壬雨"，没有写"丙辰雨"和"壬子雨"。于此可见，用干、支纪日只重在"干"而不在"支"。这样的例子在卜辞中是数见不鲜的。《尔雅·释天疏》中云"甲至癸为十日，日为阳"，就是对十干纪日的意义来说的。

甲、乙、丙、丁、戊、己、庚、辛、壬、癸为什么称作"十干"呢？《汉书·食货志》颜师古注云："干，犹个也。"也就是十个数目字的意思。前面已谈到殷人主要是用这十个字来纪天日的次第，因而又叫"十天干"。这"十干"为什么能代表天日演进的次第呢？《史记·律书》说："甲者，言万物剖符甲而出也；乙者，言万物生轧轧也……丙者，言阳道著明，故曰丙；丁者，言万物之丁壮也，故曰丁……庚者，言阴气庚万物，故曰庚；辛者，言万物之辛生，故曰辛……壬之为言妊也，言阳气任养万物于下也；癸之为言揆也，言万物可揆度，故曰癸。"其中缺"戊""己"二干，因其只言四正四隅未及中央，故未说到戊己土。但在《汉书·律历志》都做了解释："出甲于甲，奋轧于乙，明炳于丙，大盛于丁，丰楙于戊，理纪于己，敛更于庚，悉新于辛，怀妊于壬，陈揆于癸。"

《史记》和《汉书》的解释基本是一致的，也可以说

《汉书》就是本着《史记》的精神来解释的。总而言之，十干的次第，不外乎是象征着万物由发生而少壮，而繁盛，而衰老，而死亡，而更始的顺序。如："甲"为嫩芽突破莩甲的初生（剖符出甲）；"乙"为幼苗逐渐抽轧的生长（奋轧于乙）；"丙"为阳盛气充生长得特别显著（阳道明炳）；"丁"为不断地壮大成长（丁壮大盛）；"戊"为越发茂盛（丰楙于戊）；"己"为盛熟之极（理纪于己）；"庚"为果实收敛，生命将从此而更换（敛更于庚）；"辛"为成熟辛杀之后，新的生机又潜伏起来（悉新于辛）；"壬"为阳气又妊养着新的生命（阳气怀妊）；"癸"为第二代生命又将开始，宿根待发（陈揆于癸）。可见用十干来计算天日演进的次序，是人们由对万物生命发展过程的观察而得出来的，是人类在生活现实中的体验；这说明一日甲、二日乙、三日丙、四日丁、五日戊、六日己、七日庚、八日辛、九日壬、十日癸是很朴素的。

继因于阴阳五行说的不断发展，"十干"不仅具有阴阳两种性质，同时亦以之分别纳入五方、五行、五季、五脏的系统中了。《素问·藏气法时论》中云："肝主春……其日甲乙（王冰注：甲乙为木，东方干也）……心主夏……其日丙丁（王冰注：丙丁为火，南方干也）……脾主长夏……其日戊己（王冰注：戊己为土，中央干也）……肺主秋……其日庚辛（王冰注：庚辛为金，西方干也）……
肾主冬……其日壬癸（王冰注：壬癸为水，北方干也）。"
这种把五季、五方、五脏统一于五行属性之中的概念，是
基于"援物比类"的逻辑方法。如五行的甲乙木，在五季
的"春"亦为木，在五方的"东"亦为木，在五脏的"肝"
亦为木；五行的丙丁火，在五季的"夏"亦为火，在五方
的"南"亦为火，在五脏的"心"亦为火，等等，其余几
行，莫不如此。

但五行之数仅有"五"，而十干之数则为"十"，以十
干分属五行，每一行势必两干并居，才能如数备属，即如
上述《素问》所列，甲乙木、丙丁火、戊己土、庚辛金、
壬癸水。每一行并居两干，又将怎样区别呢？刘温舒《素
问入式运气论奥·论十干》中云："甲、丙、戊、庚、壬为
阳，乙、丁、己、辛、癸为阴，五行各一阴一阳，故有十
日。"于是，甲乙同属木，但甲为阳木，乙为阴木；丙丁同
属火，丙为阳火，丁为阴火；戊己同属土，戊为阳土，己
为阴土；庚辛同属金，庚为阳金，辛为阴金；壬癸同属水，
壬为阳水，癸为阴水。十干、五行如此阴阳配合，正如
《皇极·内篇》所云："十干者，五行有阴阳也。"又如《周
易·系辞上》所说："一阴一阳之谓道。"意思就是说，事
物之所以有规律地运动着，是由于它们都有对立统一的两

个方面。"道"就是规律。

甲、丙、戊、庚、壬，为什么属阳？乙、丁、己、辛、癸，为什么属阴呢？《伤寒直格》解释云："凡先言者为刚、为阳……后言者为柔、为阴。"其意若曰，甲与乙，甲在先而乙在后，则甲为阳，乙为阴；丙与丁，丙在先而丁在后，则丙为阳，丁为阴；戊与己，戊在先而己在后，则戊为阳，己为阴；庚与辛，庚在先而辛在后，则庚为阳，辛为阴；壬与癸，壬在先而癸在后，则壬为阳，癸为阴。此应为奇偶之序：甲、丙、戊、庚、壬，为一、三、五、七、九，奇数也；乙、丁、己、辛、癸，为二、四、六、八、十，偶数也。奇为阳，偶为阴，古义昭然，百世不惑。

兹将十干阴阳分属五行、五方、五季、五脏之义，列表 1 如下

表 1　十干分属表

十干	甲	乙	丙	丁	戊	己	庚	辛	壬	癸
阴阳	阳	阴	阳	阴	阳	阴	阳	阴	阳	阴
五行	木		火		土		金		水	
五方	东		南		中		西		北	
五季	春		夏		长夏		秋		冬	
五脏	肝		心		脾		肺		肾	

二、十 二 支

殷人历法是以"太阴"为准则，所以纪月的方法是以月球的一次圆缺周期为标准。每月为 30 天，但是月之圆缺一次，有时又不足 30 天，于是便分为"大建"和"小建"。大建每月 30 天，小建每月 29 天。以一年而论，一般是分作 12 个月，不过要与"太阳"合，又不得不设置闰月，否则一年的时间因误差而发生错乱。所以《甲骨学商史编》曾载："辛巳卜大贞，凵自上甲，元示三牛，二示一牛，十三月。"这第十三月便是殷人年终置的闰月。

殷人纪月的次序，当然是按着一、二、三、四……十一、十二的数次排列的，后来由于天文和历法的不断进展，他们观察到一岁四时之候皆统于"十二辰"。所谓"十二辰"，即"斗纲"所指之地，即"节气"所在之处，正月指寅，二月指卯，三月指辰，四月指巳，五月指午，六月指未，七月指申，八月指酉，九月指戌，十月指亥，十一月指子，十二月指丑，这叫作"月建"。斗纲，指北斗七星的一、五、七三星而言，第一为魁星，第五为衡星，第七为杓星。例如正月建寅，天昏时则"杓"指向"寅"，夜半则"衡"指向"寅"，平旦则"魁"指向"寅"。观察其他 11 个月的月建，亦莫不如此。所以《尔雅·释天》郝懿行疏中云："寅至丑为十二辰，辰为阴。""辰为阴"就是指月建。"建"训作"健"，即《周易》所谓"天行健"的意义。"辰"训为"时"，春夏秋冬为四时，每一时为三个月，即孟、仲、季也。把十二支分建于十二个月，便可以据十二支以纪月、纪时、纪岁的健行不息，纪日成月，纪月成时，纪时成岁，因而十二支又名岁阴，以月为阴也。《尔雅·释天》云："岁阴者，子、丑、寅、卯、辰、巳、午、未、申、酉、戌、亥十二支是也。"

惟十二支月建的顺序，却是始于"寅"而终于"丑"，这是为什么？《类经图翼·气数统论》云："朱子曰：冬至前四十五日属今年，后四十五日属明年……而冬至之日，正当斗柄建于子中，是为一岁之首尾也……故十一月建在子，一阳卦复……盖以建子之月，阳气虽始于黄钟，然犹潜伏地下，未见发生之功，及其历丑转寅，三阳始备，于是和风至而万物生，萌芽动而蛰藏振，遍满寰区，无非生意。故阳虽始于子，而春必起于寅，是以寅卯辰为春，巳午未为夏，申酉戌为秋，亥子丑为冬，而各分其孟仲季焉。"这段话是说十二支的顺序以"子"为始者象征阳气之始也，月建以"寅"为始者象征阳气之备也。

所以《史记·律书》解释十二支顺序说："子者，滋也；滋者，言万物滋于下也……丑者，纽也，言阳气在上未降，万物厄纽，未敢出也……寅言万物始生蟥然也，故曰寅……卯之为言茂也，言万物茂也……辰者，言万物之蜋也。已者，言阳气之已尽也……午者，阴阳交，故曰午……未者，言万物皆成，有滋味也……申者，言阴用事，申贼万物，故曰申……酉者，万物之老也，故曰酉……戌者，言万物尽灭，故曰戌……亥者，该也，言阳气藏于下，故该也。《汉书·律历志》又为之申其说云："孳萌于子，纽牙于丑，引达于寅，冒茆于卯，振美于辰，已盛于巳，咢布于午，昧薆于未，申坚于申，留孰于酉，毕入于戌，该阂于亥……故阴阳之施化，万物之终始。"

"十二支"的次序与"十干"可谓具有同一意义，主要在说明事物发展由微而盛、由盛而衰的反复变化而发展的过程。十一月冬至一阳复苏，生命潜藏于地，已渐有滋生之机（孳萌于子），故建之以"子"；十二月，阴气尽，阳气生，新的生命已将解脱阴纽而出土（纽牙于丑），故建之以"丑"；正月为孟春，三阳开泰，生机已蟥然活泼（引达于寅），故建之以"寅"；二月仲春，阳气方盛，生物的成长渐茂（卯之为言茂），故建之以"卯"；三月季春，春阳振动，生物越发长得茂美（振美于辰），故建之以"辰"；四月阳气益为盛壮（已盛于巳），故建之以"巳"；五月阳盛阴生，生物的成长，萼繁叶布（阴阳交萼成），故建之以

"午"；六月生物盛长，果实成熟（万物皆成），故建之以"未"；七月凉秋初至，生物成熟渐收（申贼万物），故建之以"申"；八月阴气益盛，阳气益衰，生物衰老（万物之老），故建之以"酉"；九月季秋，生物尽收（万物尽灭），故建之以"戌"；十月阴气渐盛于外，阳气潜藏于内（阳气藏于下），故建之以亥。

"十二支"既有纪月、定岁、分立四时的作用，而月也、岁也、四时也，无不有阴阳五行生生化化的道理存乎其中。正如《素问·六节藏象论》所说："天为阳，地为阴，日为阳，月为阴，行有分纪，周有道理……五日谓之候，三候谓之气，六气谓之时，四时谓之岁，而各从其主治焉。五运相袭，而皆治之，终期之日，周而复始，时立气布，如环无端。"一候五日，一气三候，一时六气，一岁四时，统由天地日月的阴阳变化、五运承袭，才能时立气布。因而古人亦运用"十二支"以观察一岁四时、十二月、二十四节气的阴阳五行变化关系，以分析气候变化的规律。正如《类经图翼·五行统论》所云："十二支以应月，地之五行也，子阳亥阴曰水，午阳巳阴曰火，寅阳卯阴曰木，申阳酉阴曰金，辰戌阳丑未阴曰土。"

为什么"十二支"的阴阳五行属性要这样搭配呢？仍须首先了解阴阳奇偶之数的道理。一、三、五、七、九、十一这六个月统为单数，单数为奇属阳，而一月建寅，三月建辰，五月建午，七月建申，九月建戌，十一月建子，所以寅、辰、午、申、戌、子六支为阳支；二、四、六、八、十、十二这六个月统为双数，双数为偶属阴，而二月建卯，四月建巳，六月建未，八月建酉，十月建亥，十二月建丑，所以卯、巳、未、酉、亥、丑六支为阴支。亥月、子月，一阴一阳，正当孟、仲两个冬月，正是北方寒水之气当令的时候，所以亥、子在五行同属于"水"。巳月、午月，一阴一阳，正当孟、仲两个夏月，正是南方火热之气当令的时候，所以巳、午在五行同属于"火"。寅月、卯月，一阴一阳，正当孟、仲两个春月，正是东方风木之气当令的时候，所以寅、卯在五行同属于"木"。申月、酉月，一阴一阳，正当孟、仲两个秋月，正是西方燥金之气当令的时候，所以申、酉在五行同属于"金"。辰为季春三月，未为季夏六月，戌为季秋九月，丑为季冬十二月，这四个季月，都是中央土湿之气寄王于四时的月份，所以辰、戌、丑、未在五行同属于"土"。此即《素问·太阴阳明论》所云："脾者，土也，治中央，常以四时长四藏，各十八日寄治。"即在三月（辰）、六月（未）、九月（戌）、十二月（丑）这四个月的立春、立夏、立秋、立冬节气前的 18 天，都是中央土寄王的时候。

为了便于理解上述内容，示图 1 如下。

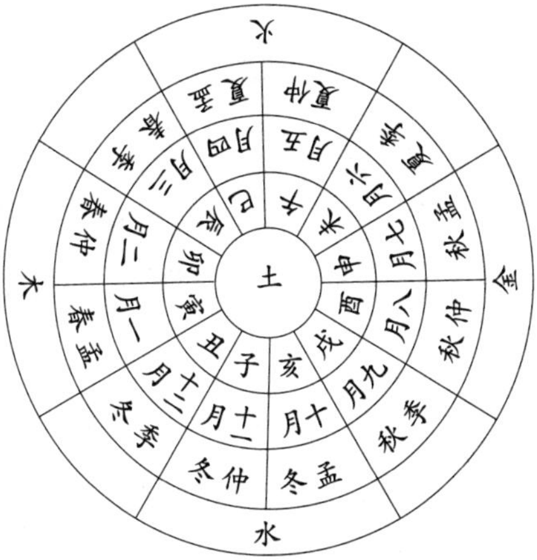

图 1　十二支月建五行所属图

一年 360 日以四季分之，各得 90 日，今于每个 90 日中各除去 18 日，则每季各为 72 日，这种五分法，仍无损于 360 日以成一岁之数也。

三、甲　子

天干和地支配合起来便叫作"甲子"，因天干在上，地支在下，按着干、支各自的顺序以次相加，于是天干的"甲"与地支的"子"首先组合排列在一起。所以《素问·六微旨大论》说："天气始于甲，地气始于子，子甲相合，名曰岁立，谨候其时，气可与期。"意思是说：推算天气的有十干，而十干的次第以"甲"字为始；推算地气的有十二支，而十二支的次第以"子"字为始。从干、支的头一个字"甲""子"开始，依次组合起来，一直到十干末尾的"癸"字和十二支末尾的"亥"字，刚刚是60对组合整数，便为甲子一周。甲子的次第建立后，推算岁气的方法亦随之建立，于是候时占气，都可以通过甲子的推算而为之预期。

干、支组合的方法是：甲、丙、戊、庚、壬五个阳干，和子、寅、辰、午、申、戌六个阳支相配；乙、丁、己、辛、癸五个阴干和丑、卯、巳、未、酉、亥六个阴支相配，这样干的十数与支的十二数相配，天干往复排演6次，地支往复排演5次，便构成了60轮甲子的一周，其次序如表2。

《素问·六节藏象论》说："天有十日，日六竟而周甲，甲六复而终岁，三百六十日法也。""十日"是指"十干"，因为十干原是用以纪日的。从表2不难看出十天干在一轮周的甲子里往复排演了六次，这就叫作"日六竟而周甲"，竟，尽也。实际上，一年是365天有余，这5天是由各个节气所余的奇零数累积起来的，古人往往置而不言，仅概举其360之大数。

表2 甲子表

天干	甲	乙	丙	丁	戊	己	庚	辛	壬	癸
地支	子	丑	寅	卯	辰	巳	午	未	申	酉
天干	甲	乙	丙	丁	戊	己	庚	辛	壬	癸
地支	戌	亥	子	丑	寅	卯	辰	巳	午	未
天干	甲	乙	丙	丁	戊	己	庚	辛	壬	癸
地支	申	酉	戌	亥	子	丑	寅	卯	辰	巳
天干	甲	乙	丙	丁	戊	己	庚	辛	壬	癸
地支	午	未	申	酉	戌	亥	子	丑	寅	卯
天干	甲	乙	丙	丁	戊	己	庚	辛	壬	癸
地支	辰	巳	午	未	申	酉	戌	亥	子	丑
天干	甲	乙	丙	丁	戊	己	庚	辛	壬	癸
地支	寅	卯	辰	巳	午	未	申	酉	戌	亥

　　单是天干的"六竟"，还不能构成甲子，必须与地支的"五周"相合才行。所以《素问·天元纪大论》说："天以六为节，地以五为制。周天气者六，期为一备；终地纪者五，岁为一周……五六相合，而七百二十气为一纪，凡三十岁。千四百四十气，凡六十岁，而为一周。不及太过，斯皆见矣。"十干为阳，主天；十二支为阴，主地。十天干往复轮周六次，是谓"天以六为节"，又叫作"周天气

者六"。十二地支往复轮周五次,是谓"地以五为制",也就是"终地纪者五",天干六周,地支五备,是谓"五六相合",这就是干、支构成甲子的基本要义。

由于"五六相合"构成 60 周甲子以后,前 30 年包括 720 个节气(一年 24 节气,30 年故如上数),这叫作"一纪",或者叫作"一世"。再加上后 30 年的 720 个节气,而成为整整一周甲子的 60 年。在这 60 年中,有了由阴阳干支配合的甲子来推衍计算,凡五运六气的太过、不及均可从此而知。因为甲子中的天干主要是主五运的盛衰,《素问·五运行大论》所谓"五气主岁,首甲定运"义即指此。甲子中的地支,主要是司六气的变化,《素问·六元正纪大论》所谓"六化六变,胜复淫治"的道理,就要从地支上来推求。

所以讲求五运六气,便不能离开干支甲子。《类经图翼·气数统论》说:"试举一岁之气及干支之数而言,从天用干,则五日一候(任注:一个节气十五日,凡三候),五阴五阳,而天之所以有十干,甲戊(任注:甲丙戊庚壬)以阳变,己癸(任注:乙丁己辛癸)以阴变,五之变也。从地用支,则六日一变,六刚六柔,而地之所以有十二支,子巳(任注:子丑寅卯辰巳)以阳变,午亥(任注:午未申酉戌亥)以阴变,六之变也。十干以应日,十二支以应月，故一年之月两其六，一月之日六其五，一年之气四其六，一气之候三其五。总计一年之数，三十六甲而周以天之五，三十子而周以地之六，故为十二月（原书注：以二因六得此），二十四气（原书注：以十五日归三百六十得此），七十二候（原书注：以五日归三百六十得此），三百六十日（原书注：以三十日因十二月得此），四千三百二十辰（原书注：以十二辰因三百六十日得此），十二万九千六百分（原书注：以三百六十日因三百六十分得此），何非五六之所化。"可见十干与十二支"五六相合"而成甲子，是古代历法中的一种计算方法。

用甲子纪日、纪月、纪时，约在殷商时期就有了。《甲骨学商史编》载："民国十八年秋季，容庚曾为燕京大学购得一枚，列六十甲子甚全，骨版刮治甚平滑，背面又未经钻凿，此版既非卜用，可决为专著旬历之用了。"这可以说是殷代纪日、纪旬用的六旬周期甲子表是毫无疑义的。为什么在这样早的时期能编制出水平相当高的甲子表呢？这应该说和当时的历法成就是分不开的。由于农业之被重视，自然也就引起当时文化官员对于天文、历数的探求，借以准确把握农时。例如什么时候宜于种植，什么时候可以收获，以及什么时候宜于栽种什么，这一切都应及时把握住。因之，殷人就这样从探求中创造出了纪日、纪旬、纪月、纪年的历法来。

这里要说明一点，即殷人确已知道纪年，但未曾用"甲子"来纪年，且对"年"的称谓亦不统一。如胡厚宣在《殷代年岁称谓考》中说："殷代自盘庚迁都以后，早期称年为年、为岁、为春、为秋，至晚期始称为祀，亦以事纪年。"殷人为什么以"春"或"秋"来纪年呢？因春为五谷之始生，秋乃五谷之大熟，以五谷的始生或大熟来记载年岁，既方便又明确。为什么又称"祀"，即一年祭祀完毕之义。要之，东汉以前是没有用"甲子"来纪年的。顾炎武《日知录》云："《尔雅》疏曰：'甲至癸为十日，日为阳；寅至丑为十二辰，辰为阴。'此二十二名，古人用以纪日，不以纪岁。岁则自有阏逢至昭阳十名，为岁阳；摄提格至赤奋若十二名，为岁名。后人谓甲子岁、癸亥岁，非古也。自汉以前，初不假借。《史记·历书》：'太初元年年名焉（即阏字）逢摄提格，月名毕聚，日得甲子，夜半朔旦冬至'，其辨析如此。"

汉以前的纪年，基本是如《尔雅·释天》所说："太岁在甲曰阏逢，在乙曰旃蒙，在丙曰柔兆，在丁曰强圉，在戊曰著雍，在己曰屠维，在庚曰上章，在辛曰重光，在壬曰玄黓，在癸曰昭阳，岁阳。太岁在寅曰摄提格，在卯曰单阏，在辰曰执徐，在巳曰大荒落，在午曰敦牂，在未曰协洽，在申曰涒滩，在酉曰作噩，在戌曰阉茂，在亥曰大

渊献，在子曰困敦，在丑曰赤奋若，岁名。"相当于十干
的称为"岁阳"，相当于十二支的称为"岁名"，也就是从
"阏逢"到"昭阳"十名，叫作岁阳，从"摄提格"到"赤
奋若"十二名，叫作岁名。把岁阳、岁名按次第配合起来，
便是一年之名。如：岁阳之"甲"是阏逢，岁名之"子"
是困敦，"阏逢困敦"便是"甲子"年；岁阳之"乙"为
旃蒙，岁名之"丑"为赤奋若，"旃蒙赤奋若"便是"乙丑
年"。其他岁阳、岁名依次相配，亦同于甲子之纪年，只
是没有"五""六"节制，阴阳配合之义罢了。《吕氏春
秋·季冬纪序意》称："维秦八年，岁在涒滩。"这是岁名
最早之应用，"涒滩"是"申"年，这可能是"庚申"，具
体应当是"上章涒滩"。南宋·洪迈著在《容斋随笔》中
说："岁阳岁名之说，始于《尔雅》，自后惟太史公《历书》
用之，而或有不同。如阏逢为焉逢，旃蒙为端蒙，柔兆为
游兆，强圉作强梧，著雍作徒维，屠维作祝犁，上章作商
横，重光作昭阳，玄黓作横艾，昭阳作尚章，此乃年纪久
远，传写或讹，不必深辩。郭景纯注释云：'自岁阳至月
名，皆所未详通，故缺而不论。'《资治通鉴》专取岁阳岁
名以冠年，不可晓解。韩退之诗，岁在渊献牵牛中，王介
甫《字说》言强圉，自余亦无说。"

　　关于岁阳、岁名的解释，后世虽有为之一一阐明者，

惟亦多牵强附会。正如《尔雅疏》所云:"李巡孙炎虽各有其说,皆构虚不经,疑事无质。"梁任公在《国文语原解》中亦说:"此等名称,虽以郭璞之博闻多识,犹云字义未详,注中缺而不论,而其音读,亦往往有异同。以《史记》较之,此皆以音近而生异同者,然则,此二十二文,殆为衍声而非衍形也。"自郭景纯讫梁任公,先后1600年,岁名之意义,无人能晓解。梁任公谓岁阳、岁名诸名目乃衍声而非衍形,若以《天官书》和《尔雅》之异同比较,任公之说是有一定道理的。晚近欧西人士有谓中国岁名出于西文译音,显见其来自异国之说,虽未免失之武断,但迄无正确之解释,这是存在的事实。

第三讲　五　运

为研究气象运行的规律，古人提出了"五运"的概念。远在殷商时代，人们已经具备"五方"观念，正如胡厚宣《论五方观念及中国称谓之起源》所说："帝乙帝辛时卜辞有曰：'己巳王卜贞图岁商受囤，王囬曰吉。'东土受年，南土受年，西土受年，北土受年。商者，亦称中商，中商而与东南西北并贞，则殷代已有中东南西北五方之观念明矣。然则，此即后世五行说之滥觞。"[1]

不仅此也，在殷商卜辞中还有关于"四方风雨"的记载，也是和原始的五行说有关。杨向奎《五行说的起源及其演变》中云："郭沫若先生的《卜辞通纂·天象门》中曾经录有如下材料：'癸卯今日雨，其自西来雨？其自东来雨？其自北来雨？其自南来雨？'郭先生说：'一雨而问东西南北之方向，至可异。'这真是值得我们注意的地方。为什么他们要问雨的方向？在当时人看来，不同方向的风雨，

---

[1]　杨向奎《五行说的起源及其演变》引（原载《文史哲》1955 年 11 月号）。

结合到农业生产上说，可以发生不同的作用，因而产生他们对于不同方向风雨的看法。在卜辞中还有关于四方风的记载，刘晦之善斋所藏甲骨文字有一片曰：'东方曰析，凤（风）曰劦，南方曰夹，凤曰围岂，西方曰羊，凤曰彝，□（北）□（方）□（曰）口，□（凤）曰殳。'"①

　　对五方风雨进行研究，就是在研究变动不居的气象。今日的气象学家亦认为，中国的气候变化与四季的风向活动有关。竺可桢氏《中国气流之运行》一文曾说："中国为季风气候区域，冬季风向偏北，夏季风向偏南，季节更始，风信随之转易。此种风向之变动，于民生之关系至巨。冬季之风发自极北，挟寒凉冰雪之气流以俱来，远至粤南。夏季之风来自南海，与温暖湿润之气流相携并进，故其来也，雨泽丰沛，以在中国东南部分润湿为尤甚。是以中国居民春耕之早迟，寒衣之御藏，皆以季风之消长为视。中国于冬季风向自陆上以吹入海中，夏季风向自海上以吹上大陆，至于春秋二季，则殆为风向转变之时期。"②

　　古代对气象变化的研究，虽未必如竺氏那样用科学的方法来进行，从而做出较准确的分析，但古人亦筚路蓝缕

---

① 　杨向奎《五行说的起源及其演变》引（原载《文史哲》1955 年 11 月号）。
② 　见《科学》1933 年第 17 卷第 8 期。

地本着"则天之明，因地之性，生其六气，用其五行"[①]的精神，通过对一年各个季节中风向变化的观察，从而依据中国一年的气候变化将其划分为五个季节，并探测出一定的运行规律。如《素问·五运行大论》说："东方生风，风生木，木生酸……在天为风，在地为木……其性为暄，其德为和，其用为动，其色为苍，其化为荣，其虫毛，其政为散，其令宣发，其变摧拉，其眚为陨。……南方生热，热生火，火生苦……其在天为热，在地为火……其性为暑，其德为显，其用为躁，其色为赤，其化为茂，其虫羽，其政为明，其令郁蒸，其变炎烁，其眚燔焫。……中央生湿，湿生土，土生甘……其在天为湿，在地为土……其性静兼，其德为濡，其用为化，其色为黄，其化为盈，其虫倮，其政为谧，其令云雨，其变动注，其眚淫溃。……西方生燥，燥生金，金生辛……其在天为燥，在地为金……其性为凉，其德为清，其用为固，其色为白，其化为敛，其虫介，其政为劲，其令雾露，其变肃杀，其眚苍落。……北方生寒，寒生水，水生咸……其在天为寒，在地为水……其性为凛，其德为寒，其用为藏，其色为黑，其化为肃，其虫鳞，其政为静，其令闭塞，其变凝冽，其眚冰雹……。"

---

① 见《左传·昭公二十五年》引子太叔和赵简子的答问。

这段文字用木、火、土、金、水五行来说明一年五个季节的基本特性，这就是"五运"的基本意义所在，每一季节各有三"生"两"为"，即由于季节变换而有不同的"发生"和"作为"之意。至每一季节的性、德、用、化、政、令，即各个季节正常气候的多方面表现，色、虫是不同季节的物候表现，变、眚是不同季节的反常变化。五个季节的中央，名为"长夏"，可以说是一年之中的转变时期，于此可知所谓"五运"，即将一年气象分为五季各按五行之性有规律地运行之谓。

一、十干化运

气象既有五运之分，古人用什么方法来观察和归纳五种不同气象的运行呢？主要是利用甲子年表对每年的年干来进行分析。十天干的五行分属是甲乙为木、丙丁为火、戊己为土、庚辛为金、壬癸为水，这已经解说在前面了。而推测"五运"则与此大不相同，须把十干的阴阳干重新调整一番，而如《素问·五运行大论》所说："土主甲己，金主乙庚，水主丙辛，木主丁壬，火主戊癸。"

"甲"为木行的阳干，"己"为土行的阴干，甲与己相合，则化为五运的"土运"；"乙"为木行的阴干，"庚"为金行的阳干，乙与庚相合，则化为五运的"金运"；"丙"

为火行的阳干,"辛"为金行的阴干,丙与辛相合,则化为五运的"水运";"丁"为火行的阴干,"壬"为水行的阳干,丁与壬相合,则化为五运的"木运";"戊"为土行的阳干,"癸"为水行的阴干,戊与癸相合,则化为五运的"火运"。从这甲己土运、乙庚金运、丙辛水运、丁壬木运、戊癸火运的次序看来,仍然是土生金,金生水,水生木,木生火,火生土五行相生的次序。为什么化运的十干要不同于五行十干的阴阳配合呢?因五行十干的配合,是以五方、五季等关系来确定的,而五运十干表达的是五种气象运行于宇宙间的规律,即《素问·天元纪大论》所谓"五运终天"者,张介宾《类经》注云:"终天者,五行终天,运而无已也。"这便有关于天体上星宿的问题了。

《素问·五运行大论》中说:"览《太始天元册》文:'丹天之气,经于牛女戊分;黅天之气,经于心尾己分;苍天之气,经于危室柳鬼;素天之气,经于亢氐昴毕;玄天之气,经于张翼娄胃。'所谓戊己分者,奎壁角轸,则天地之门户也。夫候之所始,道之所生,不可不通也。"这说明十干化运,是由二十八宿位于天体上的方位来决定的,如图2所示。

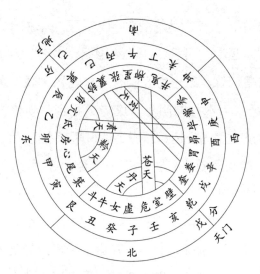

图 2　五气经天化五运图

　　在图 2 中，丹天之气，即五行化见于天体的火气，火色赤，故曰"丹天"；黅天之气，即五行化见于天体的土气，土色黄，黅即黄色，故曰"黅天"；苍天之气，即五行化见于天体的木气，木色青，故曰"苍天"；素天之气，即五行化见于天体的金气，金色白，素，白色也，故曰"素天"；玄天之气，即五行化见于天体的水气，水色黑，玄，幽深而黑之色，故曰"玄天"。

　　在图 2 中，牛、女、心、尾、危、室、柳、鬼、亢、氐、昴、毕、张、翼、娄、胃、奎、壁、角、轸等，是天体上 28 星宿的宿名。它们分布于天体的情况是这样的：

角、亢、氐、房、心、尾、箕，是东方苍龙七宿，凡75度，计角12度、亢9度、氐15度、房5度、心5度、尾18度、箕11度。

斗、牛、女、虚、危、室、壁，是北方玄武七宿，凡98度，计斗26度、牛8度、女12度、虚10度、危17度、室16度、壁9度。

奎、娄、胃、昴、毕、觜、参，是西方白虎七宿，凡80度，计奎16度、娄12度、胃14度、昴11度、毕16度、觜2度、参9度。

井、鬼、柳、星、张、翼、轸，是南方朱雀七宿，凡112度。计井33度、鬼4度、柳15度、星7度、张18度、翼18度、轸17度。

共周天365度。

从图2中可以清楚地看到二十八星宿的方位及其干支所属，四方的地支代表着四季12个月，四方的天干即为五行方位所属。所谓"丹天之气，经于牛女戊分"者，即五行火气在天体上经过牛、女、奎、壁四宿时，在十干则适当戊、癸的方位，因而逢戊逢癸年，便是属火的气象运行主事，是为"戊癸化火"；所谓"黔天之气，经于心尾己分"者，即五行土气在天体上经过心、尾、角、轸四宿时，在十干则适当甲、己的方位，因而逢甲逢己年，便是属土的气象运行主事，是为"甲己化土"；所谓"苍天之气，经于危室柳鬼"者，即五行木气在天体上经过危、室、柳、鬼四宿时，在十干则适当于丁、壬的方位，因而逢丁逢壬年，便是属木的气象运行主事，是为"丁壬化木"；所谓"素天之气，经于亢氐昴毕"者，即五行金气在天体上经过亢、氐、昴、毕四宿时，在十干则适当乙、庚的方位，因而逢乙逢庚年，便是属金的气象运行主事，是为"乙庚化金"；所谓"玄天之气，经于张翼娄胃"者，即五行水气在天体上经过张、翼、娄、胃四宿时，在十干则适当丙、辛的方位，因而逢丙逢辛年，便是属水的气象运行主事，是为"丙辛化水"。

于此，尚须明确两个问题，即奎、壁、角、轸四宿何以分别称为戊分、己分？又何以叫作天门、地户呢？十天干在图 2 的方位中，甲乙木在东，丙丁火在南，庚辛金在西，壬癸水在北，戊己土应居于中央，今不居中央，而戊土寄于乾方的戌位，己土寄于巽方的辰位也。戊己为什么要这样分别寄居乾、巽二方呢？沈括《梦溪笔谈·象数》解释说："《素问》以奎壁为戊分，轸角为己分，奎壁在戌亥之间，谓之戊分，则戊当在戌也。角轸在辰巳之间，谓之己分，则己当在辰也。《遁甲》以六戊（戊辰、戊寅、戊子、戊戌、戊申、戊午）为天门，天门在戌亥之间，则戊亦当在戌；六己（己巳、己卯、己丑、己亥、己酉、己未）为地户，地户在辰巳之间，则己亦当在辰。辰、戌皆土位，故戊、己寄焉（即天干的土位，寄于地支的土位）。二说正相合。按字书，戊从戊从一，则戊寄于戌，盖有从来。辰文从厂（音汉），从辰（音身）……辰从乚（音隐）从已，则己寄于辰，与《素问》《遁甲》相符矣。五行，土常与水相随。戊，阳土也，一，水之生数，水乃金之子，水寄于西方金之末者，生水也，而旺土包之，此戊之理如是。己，阴土也，六（十干，己在第六位），水之成数也，水乃木之母，水寄于东方之末者，老水也；而衰土（即是辰为木所制之土）相与隐于厂下者，水土之墓也，厂，山岩之可居者，乚，隐也。"其《遁甲》即《遁甲经》，专讲六甲循环推数的方法，为术书之一种。总之，辰、戌是十二支的土位，戊、己是十干的土位，土寄居于土位这是很自然的。

天门、地户的意义，张介宾的《类经图翼·奎壁角轸天地之门户说》有云："周天七政躔度（即日月星辰在天体上所经行的度数），则春分二月中，日躔壁初，以次而南，三月入奎、娄，四月入胃、昴、毕，五月入觜、参，六月入井、鬼，七月入柳、星、张。秋分八月中，日躔翼末，以交于轸，循次而北，九月入角、亢，十月入氐、房、心，十一月入尾、箕，十二月入斗、牛，正月入女、虚、危，至二月复交于春分而入奎、壁矣。是日之长也，时之暖也，万物之生发也，皆从奎、壁始；日之短也，时之寒也，万物之收藏也，皆从角、轸始。故曰春分司启，秋分司闭，夫既司启闭，要非门户而何？然自奎、壁而南，日就阳道，故曰天门；角、轸而北，日就阴道，故曰地户。"是天门、地户，亦《素问·天元纪大论》所谓"天以阳生阴长，地以阳杀阴藏"之意，阴阳消长之机之所从出的意义而已。

附带在这里谈一个问题，就是中国、印度、阿拉伯都有二十八星宿，特别是印度的二十八宿与我国尤为接近，竺可桢氏在《中国古代在天文学上的伟大贡献》一文曾说："我国有二十八宿，印度也有二十八宿。我们若把中国二十八宿和印度二十八宿相比较，知道中国二十八宿距星和印度相同者，有角、氐、室、壁、娄、胃、昴、觜、轸九宿。距星虽不同，而同在一个星座者，有房、心、尾、箕、斗、危、毕、参、井、鬼、柳十一宿。其距星之不同属于一个星座者，只有亢、牛、女、虚、奎、星、张、翼八个宿。而其中印度却以"织女"代我们的女宿，"何鼓"即牛郎，代我们的牛宿。从此可以知道二者是同出于一原的。这二十八宿究竟起源于中国还是起源于印度，从 19 世纪初叶起，西洋人热烈地辩论了一百多年，不得结论。但从中国二十八宿以角宿为带头，和牛、女两宿的变动看起来，二十八宿的发祥地，无疑是在中国。"[1]

二十八宿起源于中国，1875 年荷兰人薛莱格《星辰考源》略谓：西方之星座，自希腊、埃及传授而来，除少数外，非西方所创造；中国之星座乃全为中国所创造；西洋之星座与中国同者甚多，均自中国传入西洋；中国星座历史之悠久，可自天文地质各方面证明之[2]。

20 世纪初叶法国德沙素著《中国天文学》，亦主张二十八宿起源于中国之说。日本前京都帝大校长天文学家新城新藏著《二十八宿之起源说》略称，二十八宿于中国在周初时代或其前所设定，而于春秋中叶以后自中国传出，经由中亚细亚传于印度，更传于波斯、阿拉伯地区[3]。

后人解释十干化五运的道理是从各年的第一个月建的寅位上产生的，如《素问运气论奥·论五音建运》中云："丙者火之阳，建于甲己岁之首，正月建丙寅，丙火生土，故甲己为土运。戊者土之阳，建于乙庚岁之首，正月建戊寅，戊土生金，故乙庚为金运。庚者金之阳，建于丙辛岁之首，正月建庚寅，庚金生水，故丙辛为水运。甲者木之

---

[1] 见《科学通报》1951 年第 2 卷第 3 期。

[2] 见薛莱格著《星辰考源》。

[3] 见德沙素著《东洋天文学史研究》第四编，沈璿译，1933 年中华学艺社出版。

阳，建于戊癸岁之首，正月建甲寅，甲木生火，故戊癸为火运。壬者水之阳，建于丁壬岁之首，正月建壬寅，壬水生木，故丁壬为木运。"这样解释，虽未必是化运的所以然，但确便于推算和记忆，故亦足资参考。《运气骰》①并为五言韵语，尤便于记诵，其云：甲己丙为寅，余年更酌斟；乙庚当起戊，丙辛庚上寻；戊癸先生甲，丁壬复建壬。

十干所化的"运"叫作"中运"，其意义则如《素问·六元正纪大论》所说："天气不足，地气随之；地气不足，天气从之。运居其中，而常先也。"天气在上，地气在下，运气居于天地之中，气交之分。故天气欲降，则居中的运必先之而降；地气欲升，而居中的运亦必先之而升。

"中运"通主一年的岁气，所以一般又有把中运叫作"大运"。《素问·天元纪大论》中云："甲己之岁，土运统之；乙庚之岁，金运统之；丙辛之岁，水运统之；丁壬之岁，木运统之；戊癸之岁，火运统之。"所谓"统"就是通纪一年的意思，例如甲年则为阳土运通纪全年，己年则为阴土运通纪全年，其余类推。正因其能通纪一年，所以一般才把它叫作"大运"。

---

① 《运气骰》明万历间大梁人张昶著。

以上"五运"所从化生的基本知识既已了解，而在运用时还有几个主要内容必须了解，即太过不及、平气、主运、客运。兹分别列述如下。

二、太过不及

太过，即主岁的运气旺盛而有余；不及，即主岁的运气衰少而不足。甲、丙、戊、庚、壬五阳干，均主岁运之有余，是为太过；乙、丁、己、辛、癸五阴干，均主岁运之衰少，是为不及。兹说明如下。

甲己化土，同样的"土运"主事，逢六甲年（甲子、甲戌、甲申、甲午、甲辰、甲寅）便为土运太过，即《素问·气交变大论》所谓"岁土太过，雨湿流行"是也；逢六己年（己巳、己卯、己丑、己亥、己酉、己未）便为土运不及，亦即《素问·气交变大论》所谓"岁土不及，风乃大行"是也。

丙辛化水，同样是"水运"主事，逢六丙年（丙寅、丙子、丙戌、丙申、丙午、丙辰）便为水运太过，即《素问·气交变大论》所谓"岁水太过，寒气流行"是也；逢六辛年（辛未、辛巳、辛卯、辛丑、辛亥、辛酉）便为水运不及，亦即《素问·气交变大论》所谓"岁水不及，湿乃大行"是也。

戊癸化火，同样的"火运"主事，逢六戊年（戊辰、戊寅、戊子、戊戌、戊申、戊午）便为火运太过，即《素问·气交变大论》所谓"岁火太过，炎暑流行"是也；逢六癸年（癸酉、癸未、癸巳、癸卯、癸丑、癸亥）便为火运不及，亦即《素问·气交变大论》所谓"岁火不及，寒乃大行"是也。

乙庚化金，同样的"金运"主事，逢六庚年（庚午、庚辰、庚寅、庚子、庚戌、庚申）便为金运太过，即《素问·气交变大论》所谓"岁金太过，燥气流行"是也；逢六乙年（乙丑、乙亥、乙酉、乙未、乙巳、乙卯）便为金运不及，亦即《素问·气交变大论》所谓"岁金不及，炎火乃行"是也。

丁壬化木，同样的"木运"主事，逢六壬年（壬申、壬午、壬辰、壬寅、壬子、壬戌）便为木运太过，即《素问·气交变大论》所谓"岁木太过，风气流行"是也；逢六丁年（丁卯、丁丑、丁亥、丁酉、丁未、丁巳）便为木运不及，亦即《素问·气交变大论》所谓"岁木不及，燥乃大行"是也。

"太过"是运本身的气胜，所以土太过则湿气流行，水太过则寒气流行，火太过则暑气流行，金太过则燥气流行，木太过则风气流行，以土为湿、水为寒、火为暑、金为燥、木为风也。"不及"是运本身的气衰，不能抵御克制之气。所以土不及则风气大行，风为木，木克土也；水不及则湿气大行，湿为土，土克水也；火不及则寒气大行，寒为水，水克火也；金不及则炎暑大行，炎为火，火克金也；木不及则燥气大行，燥为金，金克木也。

凡属甲、丙、戊、庚、壬太过之年，各运之气，每年都在大寒节（十二月中气）前十三日交运。凡属乙、丁、己、辛、癸不及之年，各运之气，都在大寒节后十三日交运。即《素问·气交变大论》所云："太过者先天，不及者后天。"又《素问·六元正纪大论》所云："运有余，其至先；运不及，其至后。"

三、平　气

五运之气既非太过又非不及便叫作"平气"，与太过、不及并称为"五运三纪"。如《素问·五常政大论》所谓"三气之纪"，就是指这太过、不及、平气三个不同之运而言的。十干化五运，不属于阳，便属于阴，阳为太过，阴为不及，为什么可以产生平气呢？则如张介宾《类经图翼·五运太少齐兼化逆顺图解》中所谓："平气，如运太过而被抑，运不及而得助也。"

例如："癸巳"年是火运不及，因癸为阴火也，但

"巳"在南方属火，则不及的癸火得着南方巳火的帮助，于是便平均而无不及之弊，因而火运不及的癸巳年便一变而为平气之年。又如："戊辰"年是火运太过，以戊属阳火也，但逢"辰"之年总是太阳寒水司天，太过的火运遇着司天的寒水之气，火便被水抑制住了，因而火太过的戊辰年又一变而为平气之年了。再如："辛亥"年是水运不及，以辛为阴水也，但"亥"在北方属水，不及的辛水得到北方亥水的帮助，于是亦平均而无不及之弊，因而水不及的辛亥年又一变而为平气之年。诸如此类，都是从年干和年支的关系来测定的。

另外还有一种情况，也可以产生平气。例如：每年的初运总是在年前的大寒节交接，假使是"丁亥"年，交运的第一天，与日甲子的"壬"相合，即是年干和日干相合，这叫作"干德符"，符者合也，亦称为平气。或者是交运的时刻甲子是"壬"，年干与时干合，还是为"干德符"，还是叫平气。又如：在阴运不及之年，而所逢的月干皆符合相济，没有胜制者，仍然称为平气。总之，平气不能预期，要以当年的辰（年支）、日、时依法推算，才能确定。所以林亿校正《素问·五常政大论》说："王注太过不及，各纪年辰。此平木运注不纪年辰者，平气之岁，不可以定纪也。或者欲补注云：谓丁巳、丁亥、壬寅、壬申岁者，是未达也。"

运得其平，在气候方面的征象，就是无偏无颇、不胜不衰，五运之性，各守其平。故《素问·五常政大论》中云："平气何如而名，何如而纪也？……木曰敷和，火曰升明，土曰备化，金曰审平，水曰静顺。"木气敷布调柔，火气上升光明，土气备具生化，金气平颐无妄，水气清静顺流，此即为五运各守其平的征象，无论任何一运如此，则物阜民安，疾疫不兴了。

四、主　运

"主运"即五运之气分主于一年各个季节的岁气。主运之气全年分作五步运行，从木运开始，而火运，而土运，而金运，而水运。按着五行相生的次第运行，直至水运而终。每一步运，各主73日零5刻。

所谓"刻"即时刻，古时无钟表，用铜壶贮水，穿一小孔，使水自然滴漏，经一昼夜，则一壶之水漏尽，壶面平均刻作百格，视壶低至第几格，即知时间为第几刻。既刻百格，即是分一昼夜为百刻，每刻复分作十分，计时间的刻分，实由此起。广州尚保存有古铜壶，乃秦汉间南粤王赵佗故物，制作绝巧，非但漏水记刻，漏至某时，即有一铜牌浮出，上刻子丑等辰名，不稍紊乱。今通行分一昼

夜为 24 小时，一小时为 60 分，又以 15 分为一刻，则一昼
夜仅 96 刻，是刻分之名虽同，其实则异；"刻"则古时较
短而今时较长，"分"则古时较长而今时较短。水漏之刻，
起自寅初，相当上午 3 点钟，与今之计时起自夜半者不同，
寅时初初刻，实为零刻，亦上午 3 点零分。

每年木运的起运都开始于大寒日，岁岁如此，居恒不
变，略如图 3 所示。

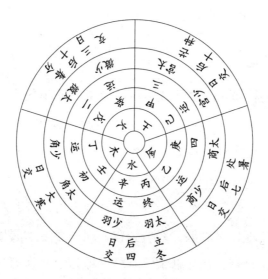

图 3　五运主运图

从图 3 看出，要了解"主运"的内容，必须先弄清楚
以下四个问题：五音建运；太少相生；五步推运；交司时
刻等。兹分述如下。

（一）五音建运

五音，即宫、商、角、徵、羽。由于五音亦随着春、夏、长夏、秋、冬五个季节不同的气运而发生，所以它们亦各属于五行，"宫"为土音，"商"为金音，"角"为木音，"徵"为火音，"羽"为水音。"角"者触也，谓由阳气所触动而发生也；"木"正是由于春阳之气发动而生者，所以"角"为木之音；"徵"者止也，谓阳盛而极、物盛则止也，"火"为盛阳之象，司炎暑之令，所以"徵"为火之音；"宫"者中也，为中和之义，惟土居中央，化生万物，所以"宫"为土之音；"商"者强也，为坚强之义，五行的金，性最坚强，所以"商"为金之音；"羽"者舒也，阴尽阳生，万物将由之而舒发，惟水气具有这种生机，冬尽春回，水能生木，所以"羽"为水之音。宫音最长、最下、最浊；羽音最短、最高、最清；商音次长、次下、次浊；徵音次短、次高、次清；角音介于长短、高下、清浊之间。

五音的解说既清楚了，便把它分别建立于五运十干之中。宫为土音，建于土运，在十干为甲己；商为金音，建于金运，在十干为乙庚；羽为水音，建于水运，在十干为丙辛；角为木音，建于木运，在十干为丁壬；徵为火音，建于火运，在十干为戊癸。此即《素问·阴阳应象大论》中云："东方生风，风生木……在音为角；南方生热，热生火……在音为徵；中央生湿，湿生土……在音为宫；西方生燥，燥生金……在音为商；北方生寒，寒生水……在音为羽。"

五音所具五行、五运之义，略尽于此。故《素问·五常政大论》《素问·六元正纪大论》诸篇亦屡言之，其旨亦无非是见其所言五音，即知其所言之五运，如斯而已。

（二）太少相生

由于十干有阴阳之别，五音建于五运，亦应有阴阳的区分。据《素问·六元正纪大论》叙述六十年运气病治之纪的记载，是以"太"和"少"来区分五音之阴阳的。如：十干以甲、丙、戊、庚、壬为阳，乙、丁、己、辛、癸为阴，在阳干则属"太"，在阴干则属"少"。例如：甲己土均为宫音，阳土甲则属"太宫"，阴土己则属"少宫"；乙庚金均为商音，阳金庚则属"太商"，阴金乙则属"少商"；丙辛水均为羽音，阳水丙则属"太羽"，阴水辛则属"少羽"；丁壬木均为角音，阳木壬则属"太角"，阴木丁则属"少角"；戊癸火均为徵音，阳火戊则属"太徵"，阴火癸则属"少徵"。

五运的相生，即为木生火，火生土，土生金，金生水，水生木。五音既建于五运之中了，当然亦必以五运相生之次而生。但除此而外，另有一个太、少互为相生之义存乎其中，所谓太少相生，亦即阴阳相生。试以甲己土年为例：甲为阳土，土生金，便是阳土生阴金，于五音便是太宫生少商；金生水，便是阴金生阳水，即少商生太羽；水生木，便是阳水生阴木，即太羽生少角；木生火，便是阴木生阳火，即少角生太徵；火生土，便是阳火生阴土，即太徵生少宫。己为阴土，土生金，便是阴土生阳金，即少宫生太商；金生水，便是阳金生阴水，即太商生少羽；水生木，便是阴水生阳木，即少羽生太角；木生火，便是阳木生阴火，即太角生少徵；火生土，便是阴火生阳土，即少徵生太宫。如此太、少相生，以衍成运气阴阳的变化。正如《类经图翼·五音五运太少相生解》所云："盖太者属阳，少者属阴，阴以生阳，阳以生阴，一动一静，乃成易道。故甲以阳土，生乙之少商；乙以阴金，生丙之太羽；丙以阳水，生丁之少角；丁以阴木，生戊之太徵；戊以阳火，生己之少宫；己以阴土，生庚之太商；庚以阳金，生辛之少羽；辛以阴水，生壬之太角；壬以阳木，生癸之太徵；癸以阴火，复生甲之太宫。"

"太"为有余，"少"为不足，不仅纪主运如此，中运、客运，亦各有太少相生之义，如图 4 所示。于图 4 中可以清楚地看出，年干排列的顺序，是按照五运太少相生的顺序而衍变以至无穷的。

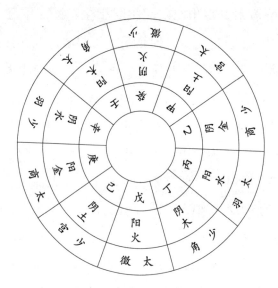

图 4　五音建运太少相生图

（三）五步推运

"主运"五步分在一年的五个季节中。木运主春季而属角，木能生火，故火运次之，主夏季而属徵；火能生土，故土运又次之，主长夏季而属宫；土能生金，故金又次之，主秋季而属商；金能生水，故水运又次之，主冬季而属羽。在这春木角、夏火徵、长夏土宫、秋金商、冬水羽的次序中，再辨别其属阳年、属阴年，或为太、或为少，从其主岁运的本身而推到初运木角，这就叫作"五步推运"，也就是从"中运"年干本身推算本年五个季节分主五运阴阳的步骤。兹说明如下。

甲年为阳土，运属太宫。按照五音建运太少相生图，从"太宫"土运依次上而推至初运的"角"，便会看到，生太宫的是少徵，生少徵的是太角，因而甲年的主运便是起于太角。太少相生则为：太角生少徵，少徵生太宫（甲本运），太宫生少商，少商生太羽，而终于太羽。

己年为阴土，运属少宫。按照五音建运太少相生图，从"少宫"土运依次上而推至初运的"角"，便会看到，生少宫的是太徵，生太徵的是少角，因而己年的主运便是起于少角。少太相生则为：少角生太徵，太徵生少宫（己本运），少宫生太商，太商生少羽，而终于少羽。

乙年为阴金，运属少商。按照五音建运太少相生图，从"少商"金运依次上而推至初运的"角"，便会看到，生少商的是太宫，生太宫的是少徵，生少徵的是太角，因而乙年的主运便是起于太角。太少相生则为：太角生少徵，少徵生太宫，太宫生少商（乙本运），少商生太羽，而终于太羽。

庚年为阳金，运属太商。按照五音建运太少相生图，从"太商"金运依次上而推至初运的"角"，便会看到，生太商的是少宫，生少宫的是太徵，生太徵的是少角，因而庚年的主运便是起于少角。少太相生则为：少角生太徵，太徵生少宫，少宫生太商（庚本运），太商生少羽，而终于少羽。

丙年为阳水，运属太羽。按照五音建运太少相生图，从"太羽"水运依次上而推至初运的"角"，便会看到，生太羽的是少商，生少商的是太宫，生太宫的是少徵，生少徵的是太角，因而丙年的主运便是起于太角。太少相生则为：太角生少徵，少徵生太宫，太宫生少商，少商生太羽（丙本运），而终于太羽。

辛年为阴水，运属少羽。按照五音建运太少相生图，从"少羽"水运依次上而推至初运的"角"，便会看到，生少羽的是太商，生太商的是少宫，生少宫的是太徵，生太徵的是少角，因而辛年的主运便是起于少角。少太相生则为：少角生太徵，太徵生少宫，少宫生太商，太商生少羽（辛本运），而终于少羽。

丁年为阴木，运属少角。按照五音建运太少相生图，"少角"本身是初运，无从上推，则丁年即从少角起算。少太相生即：少角（丁本运）生太徵，太徵生少宫，少宫生太商，太商生少羽，而终于少羽。

壬年为阳木，运属太角。按照五音建运太少相生图，"太角"本身是初运，亦无从上推，则壬年便从太角起算。太少相生即：太角（壬本运）生少徵，少徵生太宫，太宫生少商，少商生太羽，而终于太羽。

戊年为阳火，运属太徵。按照五音建运太少相生图，从"太徵"火运上推一步，即是少角，因而戊年的主运便是起于少角。少太相生则为：少角生太徵（戊本运），太徵生少宫，少宫生太商，太商生少羽，而终于少羽。

癸年为阴火，运属少徵。按照五音建运太少相生图，从"少徵"火运上推一步，即是太角，因而癸年的主运便是起于太角。太少相生则为：太角生少徵（癸本运），少徵生太宫，太宫生少商，少商生太羽，而终于太羽。

如此逐步推算，本年的主运在某一步才了如指掌，而主运必始于"角"而终于"羽"，主运一定不易之序亦更为明白了。

（四）交司时刻

主运五步，分司于五季，而为每岁之常令，其于各年交司的时刻如下，其中"刻"的意思已在前解释过了。

1. 申、子、辰年

初运角：大寒日寅时初初刻起。

二运徵：春分后十三日寅正一刻起。

三运宫：芒种后十日卯初二刻起。

四运商：处暑后七日卯正三刻起。

五运羽：立冬后四日辰初四刻起。

2. 巳、酉、丑年

初运角：大寒日巳初初刻起。

二运徵：春分后十三日巳正一刻起。

三运宫：芒种后十日午初二刻起。

四运商：处暑后七日午正三刻起。

五运羽：立冬后四日未初四刻起。

3. 寅、午、戌年

初运角：大寒日申时初初刻起。

二运徵：春分后十三日申正一刻起。

三运宫：芒种后十日酉初二刻起。

四运商：处暑后七日酉正三刻起。

五运羽：立冬后四日戌初四刻起。

4. 亥、卯、未年

初运角：大寒日亥初初刻起。

二运徵：春分后十三日亥正一刻起。

三运宫：芒种后十日子初二刻起。

四运商：处暑后七日子正三刻起。

五运羽：立冬后四日丑初四刻起。

申、子、辰、寅、午、戌六阳年，寅为木，午为火，申为金，子为水，辰与戌为土，此为五行之属于阳者；巳、酉、丑、亥、卯、未六阴年，卯为木，巳为火，酉为金，亥为水，丑与未为土，此为五行之属于阴者。凡阳年的初运，均起于阳时，所以申、子、辰三阳年都起于"寅"时，寅、午、戌三阳年都起于"申"时；凡阴年的初运，均从阴时起，所以巳、酉、丑三阴年都起于"巳"时，亥、卯、未三阴年都起于"亥"时。统观六阴六阳十二年中所交司的时刻，从"寅"到"丑"顺序而下，与一年中月建的次序秩然无紊，五运推移而司岁气的道理，于此越发显然可见。《素问·六元正纪大论》云："先立其年，以明其气，金、木、水、火、土运行之数，寒、暑、燥、湿、风、火临御之化，则天道可见，民气可调。"

至此，所谓"主岁之纪"，所谓"立年明气"等道理，均在以上四个部分的内容中分别说明了。概言之，主运的建立是为了明确一年五纪常令运行的次序而已。

五、客 运

客运者，即据中运之推步而计算者也。前面讲过中运通管一年之气候特点，客运则以每年的中运为初运，循着五行相生的次序，分五步运行，每步仍为 73 日零 5 刻，行于主运之上。与主运相对而言，所以便称作"客运"，逐岁运行，10 年一周。

例如：甲己年属土运，甲年为阳土为太宫，己年为阴土为少宫。逢甲年便以"太宫"阳土为初运；土生金，太生少，则"少商"为二运；金生水，少生太，则"太羽"为三运；水生木，太生少，则"少角"为四运；木生火，少生太，则"太徵"为终运。逢己年便以"少宫"阴土为初运；土生金，少生太，则"太商"为二运；金生水，太生少，则"少羽"为三运；水生木，少生太，则"太角"为四运；木生火，太生少，则"少徵"为终运。凡乙、庚、丙、辛、丁、壬、戊、癸诸年，均如此太少相生，10 年一司令，而轮周十干，周而复始。

于此看出主运与客运的异同是：阴阳干互为起运，太少相生，五行顺序，五步推移等，都是相同的；惟"主运"年年始于春角，终于冬羽，万年不变；而"客运"必须以本年的中运为初运，循五行次序，太少相生，十年之内，

年年不同，十年一周，周而复始。客运、主运相较的极大
不同处在于，主运年年不变，客运年年不同。客运的运行
规律如图5所示，以觇其10年运行的次序。

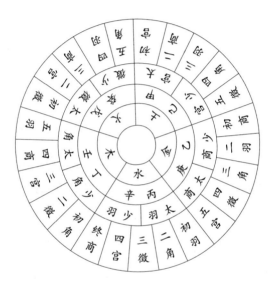

图5 五运客运图

在《素问》的几篇"大论"里，虽然未对客运进行系
统的叙述，而于《素问·六元正纪大论》中确有客运定局
的程式，其式如下：

壬年：太角^(初正)少徵　　太宫　　少商　　太羽^(终)

戊年：太徵　　少宫　　太商　　少羽^(终)　少角^(初)

甲年：太宫　　少商　　太羽^(终)　太角^(初)　少徵

庚年：太商	少羽 (终)	少角 (初)	太徵	少宫
丙年：太羽 (终)	太角 (初)	少徵	太宫	少商
丁年：少角 (初正)	太徵	少宫	太商	少羽 (终)
癸年：少徵	太宫	少商	太羽 (终)	太角 (初)
己年：少宫	太商	少羽 (终)	少角 (初)	太徵
乙年：少商	太羽 (终)	太角 (初)	少徵	太宫
辛年：少羽 (终)	少角 (初)	太徵	少宫	太商

这个程式，基本还是以"主运"为主来立的局。如它所注的"初"，即是指每年主运的初运，"终"即每年主运的终运。所以"初"字都注之于"角"，而"终"字均注之于"羽"，即是每年主运均始于"角"而终于"羽"的意义。惟十干各年的第一列，或角、或徵、或宫、或商、或羽，则为客运的初运。如壬年太角、戊年太徵、甲年太宫、庚年太商、丙年太羽、丁年少角、癸年少徵、己年少宫、乙年少商、辛年少羽，都是表达该年客运的初运。至壬年太角和丁年少角，又多注一"正"字，系指这两年的主运和客运五步太少相生都是一致的，其他八年便没有这种情况了，"正"者谓其得四时之正也。

唯陆筮泉《运气辨》①，谓五运当两分回环，亦颇有道

---

① 陆筮泉，名儋辰，清乾道间海陵海安人，所著《运气辨》二卷，载《海陵丛刻》中。

理，其式如下。

1. 太角壬统五运

壬年：太角（初正）少徵（癸） 太宫（甲） 少商（乙） 太羽（终丙）

癸年：少徵 太宫（甲） 少商（乙） 太羽（终丙）太角（初壬）

甲年：太宫 少商（乙） 太羽（终丙）太角（初壬）少徵（癸）

乙年：少商 太羽（终丙）太角（初壬）少徵（癸） 太宫（甲）

丙年：太羽（终） 太角（初壬）少徵（癸） 太宫（甲） 少商（乙）

2. 少角丁统五运

丁年：少角（初正）太徵（戊） 少宫（己） 太商（庚） 少羽（终辛）

戊年：太徵 少宫（己） 太商（庚） 少羽（终辛）少角（初丁）

己年：少宫 太商（庚） 少羽（终辛）少角（初丁）太徵（戊）

庚年：太商 少羽（终辛）少角（初丁）太徵（戊） 少宫（己）

辛年：少羽（终） 少角（初丁）太徵（戊） 少宫（己） 太商（庚）

丁、壬两年，主运、客运是一样的，所以便用其阴阳之不同，而分统其五运的回环。这样回环，从客运的 10 年一周来看，按壬、癸、甲、乙、丙、丁、戊、己、庚、辛之序，这 10 年依次是太少相生的。从壬、丁分统之五运来看，每年亦是壬、癸、甲、乙、丙、丁、戊、己、庚、辛五步太少相生的，而年干下之运，即是客运。主客运的异同，于兹益判。

第四讲 六 气

"五运"是探讨一年五个季节变化的运行规律，而"六气"是从我国的气候区划、气候特征来讨论气旋活动的规律，这当中自然也包括对灾害性天气的研究。现代的气候学家认为，中国除高山、高原外，可分为五带，从北到南为寒温带、温带、暖温带、积温带、热带。古人的气候区划，是从五方观念来的，所以才有东方生风、南方生热、中央生湿、西方生燥、北方生寒之说。其中把"风"与热、湿、燥、寒相提并论，便知其所说的"风"不是指风向、风力，而是代表气候温和之意。故《素问·五运行大论》在发挥"东方生风"的具体内容时便说："在天为风，在地为木……在气为柔……其性为喧，其德为和，其用为动，其色为苍……其化为荣，其政为散，其令宣发。"总起来说，无非就是一种春风温和的气象，因此可以说"东方生风"，就是"东方生温"之意。这样，东方温，南方热，中央湿，西方燥，北方寒，也是对气候的五种区划方法。

由于东、南、中、西、北等五方的区划不同，因而各个区划的干燥度、蒸发量、雨量、积温等都不同，因此必然要产生不同的气旋活动，于是出现温、热、湿、燥、寒不同的气候特征。既然已将气候分为五个区划，为什么却对气候提出六种不同的特征呢？气候的六种特征即风、热、湿、火、燥、寒等六气，与五行相较，五行有"水"而无"热"，六气则有"火"又有"热"，五行之"火"，尚可别为君火、相火，而六气之"热"即相当于君火，六气之"火"即属于相火。在五行中"君火"属阴"相火"属阳，在六气中"热"则为阴"火"则为阳。

正如《素问·天元纪大论》所说："厥阴之上，风气主之；少阴之上，热气主之；太阴之上，湿气主之；少阳之上，相火主之；阳明之上，燥气主之；太阳之上，寒气主之。所谓本也，是谓六元。"风、热、湿、火、燥、寒六气之化，复用三阴三阳以为之识别，风化厥阴，热化少阴，湿化太阴，火化少阳，燥化阳明，寒化太阳。以六气之化为本，三阴三阳之辨为标。这六种具有不同特征的气候，时至而气至，便为宇宙间的六元正气；如果化非其时，便为邪气，也就是气候学所谓的灾害性天气。《素问·五运行大论》所谓"非其位则邪，当其位则正"，就是这个道理。

在六种不同特征的气候之中，有热、有火、有燥，而风又属于温，似乎三分之二都偏于温热，这可能是根据我国的气候特点而产生的认识。从气象学来看，中国处于亚热带，它的位置介于热带与温带之间，是一个过渡地带。据竺可桢氏《论我国气候的几个特点及其与粮食作物生产的关系》一文称："中国太阳年总辐射量超出西欧和日本，最高地区在西藏、青海、新疆，黄河流域次之，长江流域与大部分华南地区较少，与世界各国相比，我国西北地区不亚于地中海沿岸的埃及、西班牙和意大利，即长江流域与华南较之日本与西欧，仍不愧为天赋独厚的地区。"[①] 即是说，我国的太阳辐射总量，长江流域与华南地区较少，但与日本及西欧相比，仍然要多，所以我国始终是以产水稻著称的国家之一。古人虽不可能测知确切的太阳辐射量，但他们在物候观测方面、农业生产方面积累了大量的经验，亦大体知道太阳对中国地区的影响是很大的。故朱丹溪在《格致余论·阳有余阴不足论》中说"月禀日光以为明"，又在《格致余论·相火论》中说"天主生物恒于动"，张介宾在《类经附翼·大宝论》中说"天之和者惟此日，万物生者惟此日"，这些重视太阳的论点是有其实践意义的。于此可知，六气中之言温、言热、言火、言燥独多，便不难

---

① 见《科学通报》1964 年 3 月号。

于理解了。

一、十二支化气

各具不同特征的六气，在运气学说中，是用配合十二支的方法来推衍分析的，一般简称之为"十二支化气"。正如《素问·五运行大论》所说："子午之上，少阴主之；丑未之上，太阴主之；寅申之上，少阳主之；卯酉之上，阳明主之；辰戌之上，太阳主之；巳亥之上，厥阴主之。""上"是指在天之气而言。犹言逢子、午之年，则为少阴君火之气所主；逢丑、未之年，则为太阴湿土之气所主；逢寅、申之年，则为少阳相火之气所主；逢卯、酉之年，则为阳明燥金之气所主；逢辰、戌之年，则为太阳寒水之气所主；逢巳、亥之年，则为厥阴风木之气所主。这与前述十二支配五行有很大的不同：前为"子"与"亥"配为水，此为"子"与"午"配为少阴君火；前为"午"与"巳"配为火，此为"巳"与"亥"配为厥阴风木；前为"寅"与"卯"配为木，此为"寅"与"申"配为少阳相火；前为"申"与"酉"配为金，此为"卯"与"酉"配为阳明燥金；前为"辰""戌"与"丑""未"配为土，此为"丑"与"未"配为太阴湿土，"辰"与"戌"配为太阳寒水。兹将十二支配五行、六气的差异列表如表

3 所示。

表3 十二支配五行与化六气比较表

寅 卯	午 巳	辰戌丑未	申 酉	子 亥
木	火	土	金	水

厥阴风木	少阴君火	少阳相火	太阴湿土	阳明燥金	太阳寒水
巳亥	子午	寅申	丑未	卯酉	辰戌

为什么六气要这样组配呢?《素问·六元正纪大论》说:"寒、暑、燥、湿、风、火,临御之化。"所谓"临御"者,主制为"临",从侍为"御"。也就是说,寒水、君火(热)、相火、湿土、燥金、风木等六气,总是由阴阳两个方面,一主一从,两相激动而发生的。正如《素问·天元纪大论》云:"动静相召,上下相临,阴阳相错,而变由生也。"

这种临御主从的作用,王冰解释为"正对之化",他在《素问六气玄珠密语》中说:"正化者,即天令正化其令,正无邪化,天气实故也……对化者,即对位冲化也。对化即天令虚,易其正数,乃从成也。"

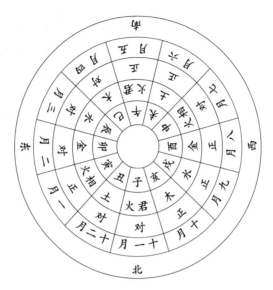

图6 六气正对化图

究竟怎样"正对之化"呢？所谓正化、对化，如图6
所示，一"正"一"对"而施化六气也。刘温舒对此颇有
较明晰的解释，他在《素问入式运气论奥·论客气》中云：
"六气分上下左右而行天令，十二支分节令时日而司地化。
上下相召，而寒、暑（热）、燥、湿、风、火与四时之气不
同者，盖相临不一而使然也。六气司于十二支者，有正对
之化也。然厥阴所以司于巳亥者，何也？谓厥阴木也，木
生于亥，故正化于亥，对化于巳也。虽有卯为正木之分，
乃阳明燥金对化也，所以从生而顺于巳也。少阴所以司于
子午者，何也？谓少阴为君火尊位，所以正得南方离位，

故正化于午，对化于子也。太阴所以司于丑未者，何也？谓太阴为土，土属中宫，寄于坤位西南，居未分也，故正化于未，对化于丑也。少阳所以司于寅申者，何也？谓少阳相火，位卑于君火也，虽有午位，君火居之，火生于寅，故正化于寅，对化于申也。阳明所以司于卯酉者，何也？谓阳明为金，酉为西方，西方属金，故正化于酉，对化于卯也。太阳所以司于辰戌者，何也？谓太阳为水，虽有子位，以居君火对化，水乃伏土中，即六戊天门戌是也，六巳地户辰是也，故水虽土用，正化于戌，对化于辰也……此天之阴阳合地之十二支，动而不息者也。"

总之，所谓正化、对化，不是取其方位之所在，就是含有阴阳五行相生的意义。如"子"与"午"均为君火，"午"之方位在南，月建为五月，南方与五月仲夏均属火，所以"午"为正化；"子"之月建为十一月，居正北方，与正南方之"午"遥遥相对，故"子"为对化。又如"未"与"丑"均为湿土，"未"之方位在西南方，月建为六月，六月为长夏，正当湿土旺季，所以"未"为正化；"丑"之月建为十二月，位居东北方，与在西南方之"未"遥遥相对，故"丑"为对化。又如"寅"与"申"均为相火，正月建寅，在时令为孟春，正当木气旺时，木能生火，为火之母，所以"寅"为正化；"申"之月建为七月，七月初秋属燥金，是下半年的第一月，与上半年的正月的"寅"
遥遥相对，故"申"为对化。又如"酉"与"卯"均为燥
金，"酉"之月建为八月，正是西方金气旺盛的季节，所
以"酉"为正化；"卯"之月建为二月，八月仲秋，二月仲
春，仲春"卯"与仲秋"酉"遥遥相对，故"卯"为对化。
又如"戌"与"辰"均为寒水，"戌"之月建为九月，适
逢秋金隆盛之时，金能生水，为水之母，所以"戌"为正
化；"辰"之月建为三月，三月为季春，与季秋之"戌"遥
遥相对，故"辰"为对化。又如"亥"与"巳"均为风木，
"亥"之月建为十月，为水令之孟冬月，水能生木，为木之
母，所以"亥"为正化；"巳"之月建为四月，属孟夏月，
与孟冬月之"亥"遥遥相对，故"巳"为对化。

《灵枢·卫气行》中云："子午为经，卯酉为纬。"在天
象，"定"者为经"动"者为纬。子、午当南北二极，居其
所而不移，所以"子午为经"；卯、酉居于东西两端，东
升西降，列宿周旋无已，所以"卯酉为纬"。子午、卯酉
之所以成为天体之经纬，仍不外于东西、南北的一"正"
一"对"，明乎此，则"正对之化"的道理可以不费辞
而解了。

"六气"的主要内容还包括主气、客气、客主加临等三
个方面的内容，兹分别叙述如次。

二、主 气

主气，又叫地气，即风木、君火、相火、湿土、燥金、寒水等六气，分主于春夏秋冬二十四节气，体现了一年不同季节气候的不同特点和变化，六气的次序是按木、火、土、金、水五行相生之序而排列的。

厥阴风木为"初气"，主春分前 60 日又 87 刻半，以风木是东方生气之始，"初气"从十二月中的大寒日起算，经过立春、雨水、惊蛰，至二月中的春分前夕；木能生火，则少阴君火为"二气"，主春分后 60 日又 87 刻半，从二月中的春分起算，经过清明、谷雨、立夏，至四月中的小满前夕；火有君相之分，且君相相随，君火在前相火在后，所以少阳相火势必要紧接着君火而为"三气"，主夏至前后各 30 日又 43 刻有奇，从四月中小满起算，经过芒种、夏至、小暑，至六月中的大暑前夕；火能生土，则太阴湿土为"四气"，主秋分前 60 日又 87 刻半，从六月中的大暑起算，经过立秋、处暑、白露，至八月中的秋分前夕；土能生金，则阳明燥金为"五气"，主秋分后 60 日又 87 刻半，从八月中的秋分起算，经过寒露、霜降、立冬，至十月中的小雪前夕；金能生水，则太阳寒水为"终气"，主冬至前后各 30 日又 43 刻有奇，从十月中的小雪起算，经过大雪、冬至、小寒，至十二月中的大寒前夕。一年的主气，至此而一周，兹列图7说明之。

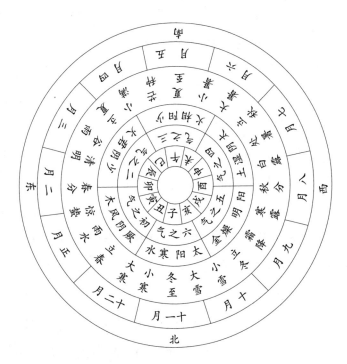

图7　六气主时节气图

《素问·六微旨大论》说："愿闻地理之应六节气位何如……曰：显明之右，君火之位也；君火之右，退行一步，相火治之；复行一步，土气治之；复行一步，金气治之；复行一步，水气治之；复行一步，木气治之；复行一步，君火治之。"六步主气的推移，就是这样推算出来的，兹结合图7来理解这段文字。

图7中最小圈的十二支，即表示地平之方位，即所引《素问·六微旨大论》所问之"地理"，亦即12个月的月建。"显明"者，据王冰注云"日出谓之显明"，有了地平方位，则"显明之右，君火之位"一语就容易理解。按日出的地平方位，虽四季不同，又因地面纬度而各异，但取其平均，则为正东方的"卯"位。又以二十四节气分配四方，则"冬至"位正北，"春分"正东，"夏至"正南，"秋分"正西，这样四时的中气（即二"分"二"至"），居于四正方于理最惬，因而"显明"即是"春分"的"卯"位，"显明"即在正东。若人向东而立，则"显明之右"为从正东之点南迤，从图7中的十二支看，则从"卯"位移至"巳"位，若从第四圈的节气看，则是由"春分"到"小满"，这一步凡60日又87刻半，为少阴君火之位。"君火之右，退行一步"，即从"巳"位至"未"位，即从"小满"至"大暑"，这一步即少阳相火之位。所谓"退行"者，古天文学家以日月五星各于其本天缓缓东行，以东行为进，西行为退也。以此依次步推，则从"未"至"酉"，即从"大暑"至"秋分"，为太阴湿土之位；从"酉"至"亥"，从"秋分"至"小雪"，为阳明燥金之位；从"亥"

至"丑"，即从"小雪"至"大寒"，为太阳寒水之位；从
"丑"至"卯"，即从"大寒"至"春分"，为厥阴风木之
位。于此，总为六步，共得365日又25刻，一岁一周遍，
年年无异动，此所以称为主时之六气，即"主气"也。

三、客 气

前面谈到"主气"属于地气，那么"客气"便不言而
可知属于天气了。地为阴主静（与动相对而言，不是绝对
静止不动），所以主气六步，始于春木，终于冬水，居恒不
变。天为阳主动，所以"客气"便运行于天，动而不息。
主气分为六步，客气亦分作六步，即：司天之气、在泉之
气、上下左右四间气。"客气"六步的次序，是从阴阳先后
次序来排定的，即先"三阴"后"三阳"。三阴者以"厥
阴"为始，次"少阴"，又次"太阴"，即厥阴为一阴，少
阴为二阴，太阴为三阴。三阳者则以"少阳"为始，次
"阳明"，又次"太阳"，即少阳为一阳，阳明为二阳，太阳
为三阳。合三阴三阳六气而计之，则一厥阴，二少阴，三
太阴，四少阳，五阳明，六太阳，分布于上下左右，互为
司天，互为在泉，互为间气，便构成了司天、在泉、四间
气的六步运行。司天、在泉，又各有南北主政之不同，而
称为"南北政"，兹分述之。

（一）司天在泉

司天、在泉、四间气，为"客气"运行的六步。凡主岁的气为"司天"，位当三之气；在司天的下方，恰与之相对的，是为"在泉"，位当终之气；司天的左方为"左间气"，右方为"右间气"；在泉的左方亦有"左间气"，在泉的右方亦有"右间气"。"间"即间隔于司天、在泉之中的意思。因为司天、在泉的左右都各有一间气，所以又统称作"四间气"，略如图 8 所示（图 8 中间的圆圈所示为图例）。

从图例可知：每岁的"客气"总是始于"司天"前的第二位，即"在泉"的左间，是为"初气"；从此向右退行而到二气，即"司天"的右间；而三气，即"司天"本身；而四气，即"司天"的左间；而五气，即"在泉"的右间；而终气，即为"在泉"本身。一步一气，各主 60 日又 87 刻半。《素问·六微旨大论》中所云"所谓步者，六十度而有奇"，就是指此而言。

《素问·六微旨大论》中又云："上下有位，左右有纪。故少阳之右，阳明治之；阳明之右，太阳治之；太阳之右，厥阴治之；厥阴之右，少阴治之；少阴之右，太阴治之；太阴之右，少阳治之。此所谓气之标，盖南面而待之也。"

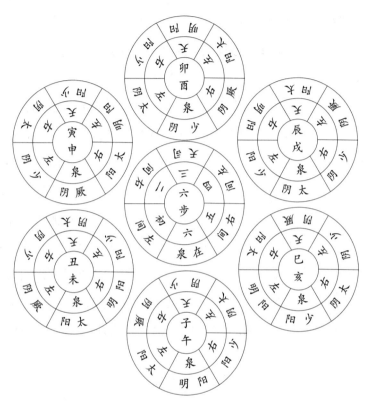

图8 司天在泉左右间气图

六步客气在天的位置，也就是按着这个顺序排列的。古人以为大地包于浑天之中，因而假设人居于上列六个小圆圈任何一圈的圆心，则出现面对"少阳"时，则"阳明"在右，面对"阳明"时，则"太阳"在右，此即所谓"南面而待之也"的意思。所谓"上下有位"，即指"司天"在上"在泉"居下，各定其位。上下之位既定，"司天"就有左右间气，"在泉"也有左右间气，这便是"左右有纪"的意思。

又如《素问·五运行大论》中云："天地者，万物之上下；左右者，阴阳之道路……所谓上下者，岁上下见阴阳之所在也。左右者，诸上见厥阴，左少阴，右太阳；见少阴，左太阴，右厥阴；见太阴，左少阳，右少阴；见少阳，左阳明，右太阴；见阳明，左太阳，右少阳；见太阳，左厥阴，右阳明。所谓面北而命其位，言其见也。""阴阳之所在"即指三阴、三阳之所在，"上见"即指司天，司天的位置既经确定，司天的左右间气便自然随之而定。如上见"厥阴"司天，则左"少阴"而右"太阳"，如上列巳、亥圆图；上见"少阴"司天，则左"太阴"而右"厥阴"，如上列子、午圆图。其他各气均按此类推，南方为上，上见司天，人必须北立于图之南，则左右阴阳自见，即所谓"面北而命其位，言其见也"。

《素问·五运行大论》又云："何谓下……曰：厥阴在上，则少阳在下，左阳明，右太阴；少阴在上，则阳明在下，左太阳，右少阳；太阴在上，则太阳在下，左厥阴，右阳明；少阳在上，则厥阴在下，左少阴，右太阳；阳明在上，则少阴在下，左太阴，右厥阴；太阳在上，则太阴在下，左少阳，右少阴。所谓面南而命其位，言其见也。""下"即指"在泉"而言，这是以"在泉"方位为主，而定左右间气。"厥阴在上，则少阳在下"，如"厥阴"司天之年，"在泉"之气即为"少阳"，"阳明"便位于"在泉"的左间，"太阴"便位于在泉的右间，如图 8 中巳、亥圆图所示。其余五气，依次参看各个小圆图，自可类推而得。在上之司天既属南方，在泉即在司天垂直之下，自属北方了。人面南立于图之北，则左右阴阳自见，即所谓"面南而命其位，言其见也"。

六气的互为司天、互为在泉、互为间气，是按着十二支的顺序迭为迁转的。《素问·五运行大论》中云："动静何如……曰：上者右行，下者左行，左右周天，余而复会也。"司天之气在上，不断地右转，自上而右，以降于地；在泉之气在下，不断地左转，自下而左，以升于天。即如图 9 所示。

例如：戌年"太阳"司天，"太阴"在泉，转圆图"太阳"于上方，则"太阴"自然在下方；亥年"厥阴"司天，"少阳"在泉，将圆图依箭头所示转"厥阴"于上方，则"少阳"自然在下方。图中箭头所指之方向，在上者自左向右，在下者自右向左，这就是"上者右行，下者左行"的意思。如此"左右周天"，一周之后而"复会也"。

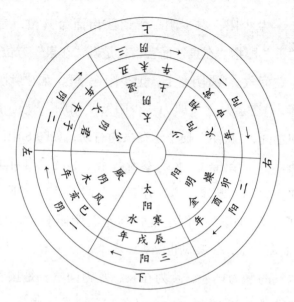

图9 六气互为上下左右图

从图9还可以看出司天、在泉之气，总是一阴对一阳、二阴对二阳、三阴对三阳而上下相交的。如一阴厥阴司天，便是一阳少阳在泉；二阴少阴司天，便是二阳阳明在泉；三阴太阴司天，便是三阳太阳在泉；一阳少阳司天，便是一阴厥阴在泉；二阳阳明司天，便是二阴少阴在泉；三阳太阳司天，便是三阴太阴在泉。天地阴阳之数相参，就是这样秩然不紊的。

《素问·至真要大论》中云："六气分治，司天地者，其至何如……曰：厥阴司天，其化以风；少阴司天，其化以热；太阴司天，其化以湿；少阳司天，其化以火；阳明司天，其化以燥；太阳司天，其化以寒……地化奈何……曰：司天同候，间气皆然。"这是说六气的特性，即厥阴风、少阴热、太阴湿、少阳火、阳明燥、太阳寒，无论其为"司天"、为"在泉"（地化）、为"间气"，其特性都是一样的。

这里还要解释一点，即司天、在泉、四间气虽各分作六步走，而司天、在泉两气，又可以主岁。如《素问·至真要大论》所云："间气何谓……曰：司左右者，是谓间气也……何以异之……曰：主岁者纪岁，间气者纪步也。""主岁"即指司天、在泉之气而言，谓司天、在泉可以共主一岁之气，而不仅各主一步。惟四间气只能"纪步"，即一个间气只管辖60日又87刻半，这是四间气与司天、在泉不同的地方。

司天、在泉又怎样纪岁呢？《素问·六元正纪大论》中云："岁半之前，天气主之；岁半之后，地气主之。"即是说，"司天"通主上半年，即始于十二月中的大寒，终于六月初的小暑；"在泉"通主下半年，即始于六月中的大暑，终于十二月初的小寒。正如《素问·至真要大论》所云："初气终三气，天气主之……四气尽终气，地气主之。""初气终三气"，即由初气、二气到三气；"四气尽终气"，即由四气、五气到终气；前三气属于"司天"之气，故曰"天气主之"；后三气属于"在泉"之气，故曰"地气主之"。

（二）南 北 政

"南北政"之说，旧注多谓"甲己岁"为南政，余岁皆为北政，其义多以尊土为说，似属牵强。唯陆笔泉的《运气辨》①谓南北政之分在于岁阴有南北之分布，较他说为胜，兹从陆氏之说而叙述如下。

无论司天、在泉，都有南政与北政的区分。"南"即黄道南纬，起于寿星辰宫，一直到娵訾亥宫，因而岁支的亥、子、丑、寅、卯、辰都为南政；"北"即黄道北纬，起于降娄戌宫，一直到鹑尾巳宫，因而岁支的巳、午、未、申、酉、戌都为北政。如《素问·至真要大论》中云："视岁南北，可知之矣。"犹言视察岁气（即岁支）之在南、在北，即为南政、北政，便清楚地可以分辨了。兹列图10以明其概。

---

① 见陆笔泉著《运气辨·辨南北政》。

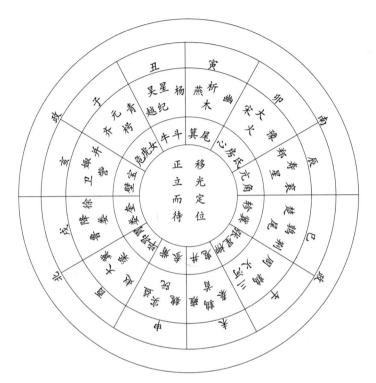

图 10　南北政分宫次星土图

　　子、丑、寅、卯、辰、巳、午、未、申、酉、戌、亥
等为天体的十二宫。所谓"移光定位"，即由日光之移易所
在，南北位次便随之而定，《素问·生气通天论》所云"天
运当以日光明"，正属此义。如日光在亥、子、丑、寅、
卯、辰任何一宫，均为南政。在巳、午、未、申、酉、戌
任何一宫，均为北政。人随日光之所在，而面南、面北，

即可命其政为南、为北，即所谓"正立而待也"。如前所引《素问·六微旨大论》所谓"南面而待之"，及《素问·五运行大论》所谓"面北而命其位，言其见也"，都是同一道理。所谓"政"，即指司天、在泉居于南纬或居于北纬的主令。所以《素问·六元正纪大论》叙述三阴三阳的司天主事，一则曰"三之气，天布政"，再则曰"司天之政"，再则曰"其政肃、其政切"，无一不为"主令"之义。

"南北政"的运用，据《素问》所云，惟用于诊切少阴脉一途。如《素问·至真要大论》中云："阴之所在寸口何如？曰：视岁南北，可知之矣。曰：愿卒闻之。曰：北政之岁：少阴在泉，则寸口不应；厥阴在泉，则右不应；太阴在泉，则左不应。南政之岁：少阴司天，则寸口不应；厥阴司天，则右不应；太阴司天，则左不应。诸不应者，反其诊则见矣。曰：尺候何如？曰：北政之岁：三阴在下，则寸不应；三阴在上，则尺不应。南政之岁：三阴在天，则寸不应；三阴在泉，则尺不应。左右同。"这里应明确三个问题：一是南政为阳为上，北政为阴为下；二是北政之年，司天应"尺"，在泉应"寸"，南政之年，司天应"寸"，在泉应"尺"；三是所谓"不应"，是指少阴脉的反常而言，故曰"诸不应者，反其诊则见矣"，即脉来沉细而伏不应于指之谓。

北政之岁，"尺"主司天，"寸"主在泉。如属酉年，则少阴在泉，两寸之脉便沉细而伏；申年厥阴在泉，右寸之脉沉细而伏；戌年太阴在泉，左寸之脉沉细而伏。南政之岁，"寸"主司天，"尺"主在泉。如属子年，少阴司天，两寸之脉沉细而伏；亥年厥阴司天，右寸之脉沉细而伏；丑年太阴司天，左寸之脉沉细而伏。

为什么北政司天、南政在泉，少阴脉之应均在两寸，厥阴脉之应均在右寸，太阴之应均在左寸呢？这是因为按司天、在泉，三阴、三阳的顺序是一厥阴、二少阴、三太阴，是少阴居中，厥阴居少阴之右，太阴居少阴之左，居中者则应于两寸，居右者则应于右，居左者则应于左也。

北政之岁，三阴在下（即在泉），少阴脉之应于左右寸已如上述。如果是三阴在上（即司天），少阴司天，则两尺之脉沉细而伏；厥阴司天，右尺之脉沉细而伏；太阴司天，左尺之脉沉细而伏。南政之岁，三阴在上（即司天），少阴脉之应于左右寸已如上述。如果是三阴在下，少阴在泉，则两尺之脉沉细而伏；厥阴在泉，右尺之脉沉细而伏；太阴在泉，左尺之脉沉细而伏。以上是指少阴脉之在南北政应于寸尺而言。

本来《素问·五运行大论》有云："脉法曰，天地之变，无以脉诊"，犹言天地气运变化，不一定要应见于脉的。为什么少阴之脉，偏要受到南北政司天、在泉的影响呢？《类经·运气类》第五解释云："夫三阴三阳者，天地之气也。如《太阴阳明论》曰：'阳者，天气也，主外；阴者，地气也，主内。故阳道实，阴道虚。'此阴阳虚实，自然之道也。第以日月证之，则日为阳，其气常盈；月为阴，其光常缺。是以潮汐之盛衰，亦随月而有消长，此阴道当然之义，为可知矣。人之经脉，即天地之潮汐也。故三阳所在，其脉无不应者，气之盈也；三阴所在，其脉有不应者，以阳气有不及，气之虚也。然三阴之列，又惟少阴独居乎中，此又阴中之阴也，所以少阴所在为不应，盖亦应天地之虚耳。"气象的阴阳盛衰变化，可以影响血脉的运行，故《素问·八正神明论》说："天温日明，则人血淖液而卫气浮，故血易泻，气易行；天寒日阴，则人血凝沍而卫气沉。月始生，则血气始精，卫气始行；月郭满，则血气实，肌肉坚；月郭空，则肌肉减，经络虚，卫气去，形独居。是以因天时而调血气也。"张介宾的解说，颇与此理同。同样是属于气象变化对人体的影响。不过，其影响固无可疑，其规律是否如此，尚待进一步的研究和探讨。

四、客主加临

在天的客气与在地的主气，虽然上下攸分，动静迥异，而它们相互间的关系，仍是非常密切的，正如《素问·五运行大论》所云"上下相遘，寒暑相临"，变化顺逆，便由斯见了。

客、主气之间，究竟如何相遘、相临呢？《素问·天元纪大论》中云："子午之岁，上见少阴；丑未之岁，上见太阴；寅申之岁，上见少阳；卯酉之岁，上见阳明；辰戌之岁，上见太阳；巳亥之岁，上见厥阴……厥阴之上，风气主之；少阴之上，热气主之；太阴之上，湿土主之；少阳之上，相火主之；阳明之上，燥气主之；太阳之上，寒气主之。所谓本也，是谓六元。"这就是说，首先要确定逐年客气司天的所在。如逢子逢午年为少阴君火（热气）司天，逢丑逢未年为太阴湿土司天，逢寅逢申年为少阳相火司天，逢卯逢酉年为阳明燥金（燥气）司天，逢辰逢戌年为太阳寒水（寒气）司天，逢巳逢亥年为厥阴风木司天。再将逐年的司天客气（三之气），加临于主气的第三气上面，其余五气，便很自然地以次相加，而成为以下的公式：

子、午年少阴君火司天，阳明燥金在泉。初气的主气为厥阴风木，客气则为太阳寒水；二气的主气为少阴君火，客气则为厥阴风木；三气的主气为少阳相火，客气则为少阴君火；四气的主气为太阴湿土，客气亦为太阴湿土；五气的主气为阳明燥金，客气则为少阳相火；六气的主气为太阳寒水，客气则为阳明燥金。

丑、未年太阴湿土司天，太阳寒水在泉。初气的主气为厥阴风木，客气亦为厥阴风木；二气的主气为少阴君火，客气亦为少阴君火；三气的主气为少阳相火，客气则为太阴湿土；四气的主气为太阴湿土，客气则为少阳相火；五气的主气为阳明燥金，客气亦为阳明燥金；六气的主气为太阳寒水，客气亦为太阳寒水。

寅、申年少阳相火司天，厥阴风木在泉。初气的主气为厥阴风木，客气则为少阴君火；二气的主气为少阴君火，客气则为太阴湿土；三气的主气为少阳相火，客气亦还是少阳相火；四气的主气为太阴湿土，客气则为阳明燥金；五气的主气为阳明燥金，客气则为太阳寒水；六气的主气为太阳寒水，客气则为厥阴风木。

卯、酉年阳明燥金司天，少阴君火在泉。初气的主气为厥阴风木，客气则为太阴湿土；二气的主气为少阴君火，客气则为少阳相火；三气的主气为少阳相火，客气则为阳明燥金；四气的主气为太阴湿土，客气则为太阳寒水；五气的主气为阳明燥金，客气则为厥阴风木；六气的主气为太阳寒水，客气则为少阴君火。

辰、戌年为太阳寒水司天，太阴湿土在泉。初气的主气为厥阴风木，客气则为少阳相火；二气的主气为少阴君火，客气则为阳明燥金；三气的主气为少阳相火，客气则为太阳寒水；四气的主气为太阴湿土，客气则为厥阴风木；五气的主气为阳明燥金，客气则为少阴君火；六气的主气为太阳寒水，客气则为太阴湿土。

巳、亥年厥阴风木司天，少阳相火在泉。初气的主气为厥阴风木，客气则为阳明燥金；二气的主气为少阴君火，客气则为太阳寒水；三气的主气为少阳相火，客气则为厥阴风木；四气的主气为太阴湿土，客气则为少阴君火；五气的主气为阳明燥金，客气则为太阴湿土；六气的主气为太阳寒水，客气则为少阳相火。

这样主岁的客气与主时的主气，在一年的六步中，上下交遘，错综互见，以成一期年的气象变化的情景，六年一周期。为了进一步理解这规律变化的由来，特制六气客主加临图，其如图11所示。

客气、主气这样上下加临的结果怎么样呢？其关键是观察其相生相克的关系所在，正如《素问·五运行大论》所谓"气相得则和，不相得则病"也。客、主之气彼此是相生的，便相得而安和；如果彼此是相克的，便不相得而为病。

例如子、午少阴君火司天之年，初气的主气是厥阴风

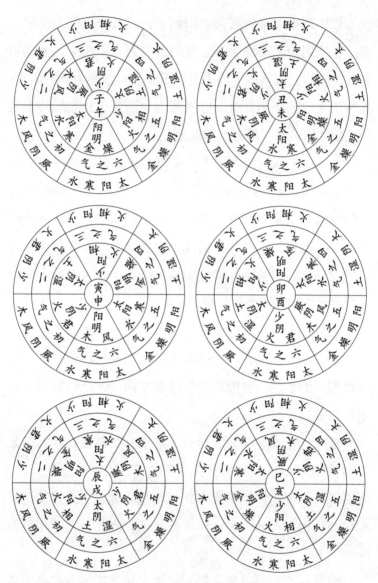

图 11　六气客主加临图

木，客气是太阳寒水，水能生木，于是客主之气相得；二气的主气是少阴君火，客气是厥阴风木，木能生火，客主之气仍然相得；三气的主气是少阳相火，客气是少阴君火，同一火气，而君相相从，仍然相得，但须防其亢盛；四气的客气和主气，同为太阴湿土，同气相求，仍为相得之例；五气的主气为阳明燥金，客气是少阳相火，火能克金，似乎客主之气不相得了，但《素问·至真要大论》云"主胜逆，客胜从"，相火克金，是客气胜制主气，因而又为相得之气了；六气的主气为太阳寒水，客气是阳明燥金，金能生水，当然更为相得。因而子年、午年的客、主气六步，基本都属于相得之气。

如卯、酉阳明燥金司天之年，初气的主气是厥阴风木，客气是太阴湿土，即是木克土，是主胜客；三气的主气是少阳相火，客气是阳明燥金，火克金，也是主气胜客气。便都属于客主不相得之候，可预测病气丛生，其余可以类推。

"主胜逆，客胜从"这是什么道理呢？"主气"居而不动，为岁气之常；"客气"动而不居，为岁气之暂。即是说，主气是常在的，客气之至比较短暂，常在之主气胜制短暂之客气，则客气将无从司令了。因而宁使客气胜制主气，不使主气胜制客气。也正由于客气的时间短暂，虽有胜制之气，一转瞬就会过去的，所以"客胜"为从。

例如 1980 年是庚申年，少阳相火司天，厥阴风木在泉，客、主气六部加临的情况是：初气之主气厥阴风木，生客气之少阴君火；二气之主气少阴君火，生客气之太阴湿土；三气之主气少阳相火，与客气少阳相火同气相求；四气之主气太阴湿土，生客气之阳明燥金；五气之主气阳明燥金，生客气之太阳寒水；六气之主气太阳寒水，生客气之厥阴风木。客、主气加临是极其顺利的，惟上半年既是少阳相火司天，三之气又是少阳相火相同，惟当防其火热之亢盛而已。

第五讲　运气同化

　　主运、客运，主气、客气，在 60 年的变化中，除互为生克、互有消长外，还有二十多年的同化关系发生。《素问·六元正纪大论》说："愿闻同化何如？曰：风温春化同，热曛昏火夏化同，胜与复同，燥清烟露秋化同，云雨昏暝埃长夏化同，寒气霜雪冰冬化同。此天地五运六气之化，更用盛衰之常也。"这就是说，无论"运"或"气"，只要遇着同一性质的变化，必然有同一气象的反应，这便叫作"同化"。如木同风化、火同暑热化、土同湿化、金同燥化、水同寒化之类。

　　在运气中，或太过、或不及，其或同天化、或同地化，变化各殊，所以《素问·六元正纪大论》中云："太过而同天化者三，不及而同天化者亦三；太过而同地化者三，不及而同地化者亦三。此凡二十四岁也。""天"者指司天，"地"者指在泉。太过、不及之运，同司天之化者各有三个类型，太过、不及之运，同在泉之化者亦各有三种类型。包括天符、岁会、同天符、同岁会、太乙天符等。兹就此五个方面叙述如次。

一、天　符

通主一年的中运（俗称"大运"）之气，与司天之气相符而同化者，这叫作"天符"。《素问·天元纪大论》中云："应天为天符。"所谓"天符"就是"运气"与"司天之气"相应而符合的意思。哪些年辰属于"天符"呢？《素问·六微旨大论》中云："土运之岁，上见太阴；火运之岁，上见少阳、少阴；金运之岁，上见阳明；木运之岁，上见厥阴；水运之岁，上见太阳。奈何？曰：与天之会也，故《天元册》曰天符。"又《素问·六元正纪大论》中云："戊子戊午太徵，上临少阴；戊寅戊申太徵，上临少阳；丙辰丙戌太羽，上临太阳。如是者三。丁巳丁亥少角，上临厥阴；乙卯乙酉少商，上临阳明；己丑己未少宫，上临太阴。如是者三。"文中所述"上见""上临"的"上"，都是指"司天"而言。"土运之岁，上见太阴"，即指己丑、己未年也，"己"为阴土运，故云"己丑己未少宫"，且丑、未为太阴湿土司天，于是运气的"己土"与司天的"湿土"相合而同化。"火运之岁，上见少阳、少阴"，即指戊寅、戊申、戊子、戊午年也，"戊"为阳火运，故云"戊子戊午太徵"，"戊寅戊申太徵"，且寅、申为少阳相火司天，子、午为少阴君火司天，于是运气的"戊火"与司天的相火、君火相合而同化。"金运之岁，上见阳明"，即指乙卯、乙酉年也，

"乙"为阴金运，故云"乙卯乙酉少商"，且卯、酉为阳明燥金司天，于是运气的"乙金"与司天的"燥金"相合而同化。"木运之岁，上见厥阴"，是指丁巳、丁亥年也，"丁"为阴木运，故云"丁巳丁亥少角"，且巳、亥为厥阴风木司天，于是运气的"丁木"与司天的"风木"相合而同化。"水运之岁，上见太阳"，是指丙辰、丙戌岁也，"丙"为阳水运，故云"丙辰丙戌太羽"，且辰、戌为太阳寒水司天，于是运气的"丙水"与司天的"寒水"相合而同化。

凡此己丑、己未、戊寅、戊申、戊子、戊午、乙卯、

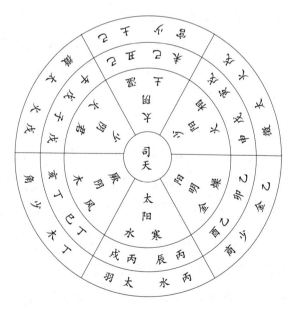

图 12　天符图

乙酉、丁巳、丁亥、丙辰、丙戌等十二年，都是司天之气与主岁的运气相合而同化者，正如《素问·六微旨大论》所谓的"与天之会"，所以都叫作"天符"年，盖"符"即为"合"之义。兹将12年司、运相合的"天符"列图12以示之。

二、岁 会

通主一年的中运之气，与岁支之气相同，这叫作"岁会"。《素问·六微旨大论》说："木运临卯，火运临午，土运临四季，金运临酉，水运临子，所谓岁会，气之平也。"如丁卯年，"丁"为木运，"卯"在东方属木，是即"木运临卯"；戊午年，"戊"为火运，"午"在南方属火，是为"火运临午"；甲辰、甲戌、己丑、己未4年，甲、己均为土运，而辰、戌、丑、未分布在四个季月，"辰"为季春，"戌"为季秋，"丑"为季冬，"未"为季夏，同属于"土"寄旺之支，是为"土运临四季"；乙酉岁，"乙"为金运，"酉"在西方属金，是为"金运临酉"；丙子岁，"丙"为水运，"子"在北方属水，是为"水运临子"。凡此8年，都是本运临于本气，本气上承本运，即《素问·天元纪大论》之所谓"承岁为岁直"也，"直"为"遇会"之意，所以又叫作"岁会"。

又：子午为经，卯酉为纬。在一年四季中，子居于正
北方，而为仲冬；午居于正南方，而为仲夏；卯居于正东
方，而为仲春；酉居于正西方，而为仲秋。东西南北经纬
相对，是为四正支。以上列举的丁卯、戊午、乙酉、丙子
4 年，即为四正支与运相合之年，所以又把这 4 年称为"四
直承岁"。他如壬寅皆为木，庚申皆为金，癸巳皆为火，辛
亥皆为水，这 4 年也是"运"与"年支"相合的，为什么
不称为"岁会"呢？即因寅、申、巳、亥四支不当于四正
位的缘故，但亦可称之为"类岁会"，以其似"岁会"而实
非也。参看图 13，四支正的方位便一览了然。

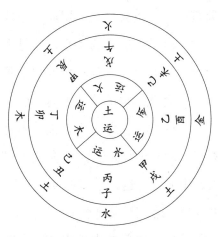

图 13　岁会图

三、同天符

凡逢阳年，太过的中运之气，与在泉之气相合，这叫作"同天符"。因为司天之气与中运之气相符，叫作"天符"。无论司天、在泉，同样是运行于天空的气象，无非在上者为司天，在下者为在泉而已，则太过的中运之气与在泉之气相合，实有与"天符"相同之处，而又不尽然，便叫作"同天符"，以别于"天符"之年。

《素问·六元正纪大论》云："太过而同地化者三……甲辰、甲戌太宫，下加太阴；壬寅、壬申太角，下加厥阴；庚子、庚午太商，下加阳明。如是者三……加者何谓？曰：太过而加同天符……"也就是说，甲辰、甲戌的甲土，壬寅、壬申的壬木，庚子、庚午的庚金，都是太过之运，所以分别称之为太宫、太角、太商；所谓"下加"者，即以在上之运加于在下之气，也就是"中运"而加于"在泉"。以"运"和"气"的关系，即司天在上，中运在中，在泉在下。如《素问·六元正纪大论》所举之例："甲子、甲午岁：上少阴火、中太宫土运，下阳明金……乙丑、乙未岁：上太阴土、中少商金运，下太阳水……"

如甲辰、甲戌年，中运是太宫甲土，客气是太阴湿土在泉，以"甲土太宫"下加于"在泉太阴"，于是"土运"

和"湿土"之气相合而同化。壬寅、壬申年，中运是太角
壬木，客气是厥阴风木在泉，以"壬木太角"下加于"在
泉厥阴"，于是"木运"和"风木"之气相合而同化。庚
子、庚午年，中运是太商庚金，客气是阳明燥金在泉，以
"庚金太商"下加于"在泉阳明"，于是"金运"和"燥金"
之气相合而同化。则太宫、太角、太商均为"太过之运"，
加临于同一性质的三种"在泉之气"，所以都称之为"同天
符"，如图 14 所示。

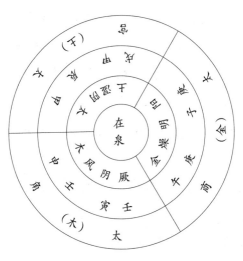

图 14　同天符图

四、同岁会

凡逢阴年，不及的中运之气与在泉之气相合，这叫作"同岁会"。原本中运与岁支之气相同叫作"岁会"，但司天、在泉之气均取决于岁支，故运之气与在泉之气合并不是完全取决于岁支，而是找岁支所主的在泉之气，这便与"岁会"有似同而实异的区别，所以叫作"同岁会"。

《素问·六元正纪大论》中云："不及而同地化者亦三……癸巳、癸亥少徵，下加少阳；辛丑、辛未少羽，下加太阳；癸卯、癸酉少徵，下加少阴。如是者三……不及而加，同岁会也。"癸巳、癸亥、癸卯、癸酉的癸火，以及辛丑、辛未的辛水，均为不及之运，所以分别称之为少徵、少羽。癸巳、癸亥、癸卯、癸酉年，中运都是少徵癸火，唯巳、亥两年的客气是少阳相火在泉，卯、酉两年的客气是少阴君火在泉，以"火运少徵"分别下加于"少阳相火"和"少阴君火"，则癸巳、癸亥是"火运"与"相之火气"相合而同化，癸酉、癸卯是"火运"与"君火之气"相合而同化。辛丑、辛未年，中运是少羽辛水，客气是太阳寒水在泉，以辛水少羽下加于在泉的太阳寒水，是"水运"和"寒水"之气相合而同化。这两种不及的水火之运，而分别会合于在泉的水火之气，所以都称作"同岁会"，如图15所示。

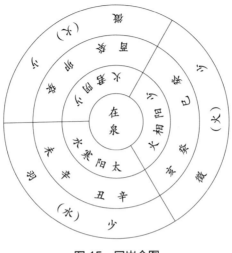

图 15　同岁会图

五、太乙天符

是年既是"天符"又是"岁会"者，便叫作"太乙天符"之年。《素问·六微旨大论》中云："天符岁会何如？曰：太乙天符之会也。"

如戊午、乙酉、己丑、己未四年，在天符 12 年中既有之，在岁会 8 年中又有之，因而这 4 年便为"太乙天符"之年。既是"天符"，又是"岁会"，天气、中运、岁支三者之气都会合了，即《素问·天元纪大论》所谓"三合为治"是也。如戊午年，"戊"为火运，"午"为少阴君火司天，且"午"又是南方火位；乙酉年，"乙"为金运，"酉"

为阳明燥金司天，且"酉"又是西方金位；己丑、己未年，"己"为土运，丑、未均为太阴湿土司天，丑、未位居中央土位。如此，三气会合，是谓之"三合为治"，同属"太乙天符"之年。刘温舒在《素问入式运气论奥》卷中说"太乙者，所以尊之之号也"，即"太乙"为难得可贵之意。

以上"天符"12年，"岁会"8年，"同天符"6年，"同岁会"6年，"太乙天符"4年，共为36年。但"太乙天符"的4年，已在"天符"的12年中和"岁会"的8年中计算过了，实际只有26年。但为什么《素问·六元正纪大论》云"二十四岁"呢？因为那里只计算了"天符"12年，"同天符"6年，"同岁会"6年，而没有算及"岁会"的缘故。在"岁会"的8年中，除了与"天符"相同的4年，和与"同天符"相同的两年（甲辰、甲戌）外，还应该有丁卯、丙子两年，所以实际应为26年。在这26年中，天地同化，运气符会，无所克侮，而气象极其正常，所以都属于较好的年辰。

但是，这样的运气同化之年，并不等于是平气之年，相反，正因其同化的纯一之气，亦须防其亢害为灾。所以《素问·六微旨大论》中云："天符为执法，岁会为行令，太乙天符为贵人……中执法者，其病速而危；中行令者，其病徐而持；中贵人者，其病暴而死。""执法"是表述"天符"之邪气在上，法执于上之意也；"行令"是表述"岁会"之邪气在下，下奉令而行之意也；"贵人"是表述天符、岁会之邪气盈于上下，邪气盈于上下，说明邪气甚盛，病则暴而死。邪气仅盛于上，或邪气仅盛于下，与"太乙天符"之邪气盈于上下相较，便要轻缓些。所以伤于"天符"邪气者仅是"速而危"，"危"则未必死；伤于"岁会"邪气者仅是"徐而持"，"持"为"相持不下"之意。要之，这亦不过是言其邪气有轻重，受病亦有轻重之不同而已。

第六讲 运气学说与辨证论治

我国著名科学家竺可桢氏曾著《气候与人生及其他生物之关系》一文，载于《广播教育》1936 年创刊号，备述气候和衣食住、气候与文化、气候与卫生、气候与其他生物之关系等方方面面。文中说到："据 1932～1933 年，上海、南京、杭州、汉口、青岛五个城市的统计，一年中死亡人数最多在 8 月和 9 月，次之在 3 月和 2 月，而死亡人数最少是在 10 月、11 月和 5 月、6 月。换句话讲，在我国中部，夏秋之交死人最多，冬春之交次之，而春秋却是死人最少的时候。夏季和冬季之病症亦不同，夏季的流行症是霍乱、伤寒、疟疾和痢疾，冬季是肺炎、白喉和猩红热。夏季患的多是胃肠病，而冬季多是肺管病。为什么死人最多，夏季不在最热的 7 月，而在 8～9 月，冬季不在最冷的 1 月而在 2～3 月呢？这多半因为人身抵抗力经过夏天的酷暑和冬天的严寒以后，慢慢地减少了，而病菌遂得乘机以入的缘故。"

竺氏在这里只说明了一个问题：疾病和死亡与气候有

着密切的关系。但这究竟是为什么？不仅竺氏在这里的答案尚欠深入，即使是现今医学气候学的专家们亦还在探索之中。例如，苏联的医学气候学正在研究自然环境各种物理因素对人类健康的影响，认为这一研究对当前保健事业是非常现实的，如在天气和气候变化时，有百分之六七十的人会产生不良感觉，特别是患有心脏病、血管病、神经系统病、运动器官和呼吸器官病的人。而中医学的"运气学说"，正是以研究气候变化与自然万物，以及与人类疾病、保健的关系为主题的，故《素问·至真要大论》说："夫百病之生也，皆生于风、寒、暑、湿、燥、火，以之化之变也。"

运气学说，试图探讨风、寒、暑、湿、燥、火诸种气候致人于病的"之化""之变"的规律问题。特别是《灵枢·百病始生》中云："风雨寒热，不得虚邪，不能独伤人……其中于虚邪也，因于天时，与其身形，参以虚实，大病乃成。""虚邪"是指反常的气候变化，认为虚邪对人体的危害性尤其大，于是古人发明了通过运气的种种推算方法，来预测"虚邪"的发生，使人们有所防范，这是研究运气学说的目的之一，即《灵枢·九宫八风》所谓："避虚邪之道，如避矢石。"

在古代，没有"运气学说"是不可能得到"避虚邪之道"的。古人于"运气学说"不仅用以测知气候对疾病的影响，还用以测知气候与生理和治疗的关系。《素问·八正神明论》说："天温日明，则人血淖液而卫气浮，故血易泻，气易行；天寒日阴，则人血凝涩而卫气沉。月始生，则血气始精，卫气始行；月郭满，则血气实，肌肉坚；月郭空，则肌肉减，经络虚，卫气去，形独居。是以因天时而调血气也。"这里提出太阳、月亮对人体的照射，将影响到气血在生理、病理方面的变化。苏联的医学气候学家们在 1976 年日食时，对 100 名不同年龄的病人进行观察后，认为"日食"会使许多人的健康恶化，而"日食"一结束，这一现象很快就消失了。但他们还没有提到"月亮"的问题。据中医针灸治疗学的经验，掌握太阳和月亮的变化来治疗某些疾病，如运动器官疾病、泌尿系疾病等，与疗效的关系是非常密切的。

又《灵枢·五十营》说："愿闻五十营奈何？曰：天周二十八宿，宿三十六分，人气行一周千八分。"此即说，营气在人体运行，一昼夜共行 50 周，用周天二十八宿，每一宿的等距为 36 分，加起来共得 1008 分，这就是营气运行的度数。又《灵枢·卫气行》说："卫气之行，一日一夜五十周于身，昼日行于阳（自注：手足三阳经）二十五周，夜行于阴（自注：手足三阴经）二十五周……终而复始，一日一夜，水下百刻而尽矣。"这是用"漏刻"来测定卫气运行于人体的节律。

后世针灸家竟据以测知营卫气运行在人体一日夜的节律是：肺寅大卯胃辰宫，脾巳心午小未中，膀申肾酉心包戌，亥三子胆丑肝通。这一时辰表，反映的是五脏六腑十二经气在 24 小时里运行的节律，也就是所谓经气的旺时。针对脏腑不同的疾病，各选定其旺时，以进行针刺的补泻治疗，往往能取得较满意的疗效。这些基于临床经验的认识，能经受实践的检验，说明其并非虚妄。现在的生物钟学说，发现每一种生物，从单细胞的草履虫以至于人，是由复杂的、天生的生理节奏所控制，使每一生物具有时钟般的调节功能，保持其特别的节奏。现代医学已证明，人体内的细胞分裂、血液成分、直肠温度、尿量及尿成分等等，都有着日节律、月节律、年节律。既然具备这些节律，便可以肯定这些节律与气候的变化规律是分不开的。气候变化既然与人体生理、病变的关系如此密切，那么在预防或治疗时，究应如何具体运用"运气学说"的种种推算方法呢？且做以下几方面的说明以供参考。

一、运用原则

五运、六气变化之极，总不外太过、不及、生化、克制诸端，而人体病变的发生，也不外乎是这几个方面。因而掌握运气学说的胜衰生克，这是具体运用时的关键所在。

《素问·六节藏象论》中云："未至而至，此谓太过，则薄所不胜，而乘所胜也，命曰气淫。至而不至，此谓不及，则所胜妄行，而所生受病，所不胜薄之也，命曰气迫。"时节未至，而气候先至，这是气运的"太过"，太过则为有余。凭太过有余之气，彼虽是所不胜而克我者，我亦能以盛气凌（薄）之，"薄"即"欺凌"之意；若为我能胜之气，即所克之气，便更能乘势而侵袭之。例如：木气有余，金不能克制木，而木反来侮金，便是"薄所不胜"；木盛而土受其克，便是"乘所胜"。凡属太过之气，都会淫虐而至于此，故"命曰气淫"。时节已到，而气候还未到，这是气运不及之气，不及则衰弱无能。虽是被克制者，由于制者的衰弱，亦可狂妄起来；又由于制者衰弱，不仅是被克制者反过来威胁到制克者，甚至还影响到被克制者的所生者也会受病。例如：木气不及，木虽能克土，但由于衰弱，土不畏木而妄行，是为"所胜妄行"；土气妄行，水便受克，影响到水不能生木而病肝，这就是"所生受病"；因于木气之衰，金便越发威胁着木气而有加无已，是所谓"所不胜薄之"。凡属不及之气，都会被威迫到这个地步，这就是"命曰气迫"的意思。

　　《素问·五运行大论》中云："主岁何如？曰：气有余，则制己所胜，而侮所不胜；其不及，则己所不胜侮而乘之，己所胜轻而侮之，侮反受邪。侮而受邪，寡于畏也。"无论五运或六气，都各有其所主之岁，是为"主岁"。主岁之气，无论其为太过、为不及，仍不能离开生克制化的关系来推算其气运的相得与否。"己所胜"，即是我克制它；"所不胜"，是它克制我。例如：木气有余，不仅能克制着己所胜的土，使其湿化之用大衰，甚至还能欺侮到素所不能胜的金，而风气大行。这就是"制己所胜，而侮所不胜"的意思。假使木气不及，不仅木气素所不能胜的金气将乘着木气之衰而来欺侮之，即使是木气素所能胜制的土，亦将轻视木气之衰而来欺侮之，这就是"己所不胜，侮而乘之；己所胜，轻而侮之"。但是，事物运动的规律是有极必有反、有胜必有衰。胜气到了肆无忌惮，妄行暴虐之极，等到势极而衰的时候，亦将使自己受到灾害，"侮而受邪，寡于畏也"就是这个意思。这与《素问·五常政大论》所说的"乘危而行，不速而至，暴虐无德，灾反及之"，具有同样的含义。

　　以上生克制化的规律，无论其为五运、为六气，或五运与六气之间，推而至于为五脏、为六腑，或脏与腑之间，其原理都是一样的，了无他义。所以《素问·藏气法时论》中云："合人形以法四时五行而治，何如而从？何如而逆？得失之意，愿闻其事。……五行者，金木水火土也，更贵更贱，以知死生，以决成败，而定五藏之气，间甚之时、死生之期也。"所谓"贵"即是"盛"，所谓"贱"即是"衰"。如肝木之盛于春，心火之盛于夏，此都是"贵"；肝木之衰于秋，心火之衰于冬，此都是"贱"。所谓"更贵更贱"，就是指五行的互为生克、阴阳的互为盛衰而言。脏腑之间所构成的动态平衡，既与阴阳五行的相对稳定规律没有两样，因而便可以用阴阳五行互为"贵贱"的道理，来说明脏腑之间生理、病理的"间甚之时、死生之期"了。

运气学说是以阴阳、五行理论为基础的，更具体地说是以五行生克制化的理论认识为基础的，古代的唯物论者，把五行学说当作宇宙的普遍规律提出来的。所以《灵枢·阴阳二十五人》中云："天地之间，六合之内，不离于五，人亦应之。"又《素问·天元纪大论》中云："夫五运阴阳者，天地之道也，万物之纲纪，变化之父母，生杀之本始，神明之府也。"故《内经》认为，世界上任何事物，不论天上地下，都是遵循五行的法则而运动变化的，五行生克制化的运动方式，揭示了事物之间的相互关系，事物之间存在的这种联系方式，是一种相对稳定的、有规律的结构联系。当运用"五行"的观点来分析事物时，体现的是从事物内部来理解其结构关系及在整体上把握事物运动规律的学术思想。把这一学术思想用于对人体这一复杂系统的认识，把脏腑分属于五行，便形成了以脏腑之间的五行结构为中心的藏象学说。

二、运用示例

五运六气的理论，既是以阴阳五行学说为基础的，而讨论五脏六腑之间的动态平衡及其整体关系，也是运用阴阳五行学说来阐明的，如果要运用五运六气的知识于临证，亦离不开阴阳五行理论的指导。联系"五运六气""阴阳五行"这两者的关系，并从原则上解说得最扼要的，莫过于《素问·藏气法时论》，兹就其所列举的五脏生克制化的病理内容，略加解释，作为运用的示例叙述如下。

（一）肝、胆

《素问·藏气法时论》中云："肝主春，足厥阴、少阳主治，其日甲乙，肝苦急，急食甘以缓之……病在肝，愈于夏，夏不愈，甚于秋，秋不死，持于冬，起于春，禁当风。肝病者，愈于丙丁，丙丁不愈，加于庚辛，庚辛不死，持于壬癸，起于甲乙。肝病者，平旦慧，下晡甚，夜半静。肝欲散，急食辛以散之，用辛补之，酸泻之。"

肝主春木之气，木有阴阳之分，故肝在足厥阴经为阴木，胆在足少阳经为阳木。纪旬日的十干，甲、乙同属木，"甲"为阳木，"乙"为阴木，所以乙木属肝，甲木属胆。肝木之性，以能曲、能直而柔和为常，若肝木偏亢，而苦于急躁，便当用"甘"味的药物以缓和之。肝胆为甲乙木，夏为丙丁火，木生火，火克金，金克木，火既为木生之子，所以肝木病到了夏季火气旺时，便借着火气之能克金，金受克而不能制木，肝木之气便可以逐渐转好。相反，肝木病，遇庚辛秋金旺时便会加甚（金克木）。幸而未至于死，遇着冬令壬癸水气旺时，水能生木，为木之母，便能得到母气的维护而逐渐好转。如果肝胆病，适逢春木本气，就会有更大的起色。不过，若风木之气太盛，于肝病也是有所妨碍的，还是要加以注意，不能遭受风邪。

推而至于一日的五行生克关系，亦复如此。例如："平旦"属寅卯，是木气旺之时，肝病者在这时便要清爽些，故曰"平旦慧"；"下晡"是申酉金气胜的时候，金能克木，肝病在这时便会加剧，故曰"下晡甚"；"夜半"亥子时属水，水能生木，因而肝病患者在这时便会安静一些，故曰"夜半静"。木气主疏泄条达，肝病则木气郁而不能疏，宜用"辛"味药物来使之疏散，或者用"酸"味的药来使之疏泄，辛散、酸泄使木郁之气得到通调，这便是对肝病者最好的补益。

（二）心、小肠

《素问·藏气法时论》中云："心主夏，手少阴、太阳主治，其日丙丁。心苦缓，急食酸以收之……病在心，愈在长夏，长夏不愈，甚于冬，冬不死，持于春，起于夏，禁温食热衣。心病者，愈在戊己，戊己不愈，加于壬癸，壬癸不死，持于甲乙，起于丙丁。心病者，日中慧，夜半甚，平旦静。心欲耎，急食咸以耎之，用咸补之，甘泻之。"

心主夏火之气，故为阳中之阳脏。火有阴阳之分，心在手少阴经为阴火，小肠在手太阳经为阳火。纪旬日的十天干，丙、丁都属火，"丙"为阳火，"丁"为阴火，所以丁火属心，丙火属小肠。心火之性，以炎上为常，若心火缓散不收，便当用"酸"味的药物以收敛之。心（包括小肠）为丙丁火，长夏（六月节令）为戊己土，火生土，土克水，水克火，土既为火生之子，所以心病到了长夏土气旺时，便借着土气之能克水，水受克而不能制火，心火之气便可以逐渐转好。相反，心火病遇着壬癸冬水旺时，便会加甚（水克火）。幸而未至于死，遇着春令甲乙木气旺时，木能生火，为火之母，便能得母气的维护而逐渐好转。如果心病，适逢夏火本气，就会有更大的起色。不过，若火气过于亢盛，于心病还是不利的，在调护中必须避免"温食热衣"等以助长火气。推而至于一日的五行关系，亦复如此。例如："日中"时属巳午，是火旺之时，心病患者在这时可能清爽些，故曰"日中慧"；"夜半"是亥子水气胜之时，水能克火，心病在这时便会加剧，故曰"夜半甚"；"平旦"寅卯属木，木能生火，因而心病患者在这时更要安静一些，故曰"平旦静"。心火属阳，阳中要含有阴，如阳气偏盛，高亢而不柔软，宜用"咸"味的药物以柔软之，或者用"甘寒"的药物来泻火，亢盛之火得到柔泻，这便是对心病者最好的补益。

（三）脾、胃

《素问·藏气法时论》中云："脾主长夏，足太阴、阳明主治，其日戊己。脾苦湿，急食苦以燥之……病在脾，愈在秋，秋不愈，甚于春，春不死，持于夏，起于长夏，禁温食、饱食、湿地、濡衣。脾病者，愈在庚辛，庚辛不愈，加于甲乙，甲乙不死，持于丙丁，起于戊己。脾病者，日昳慧，日出甚，下晡静。脾欲缓，急食甘以缓之，用苦泻之，甘补之。"

脾主长夏土之气，土有阴阳之分，脾在足太阴经为阴土，脾与胃为表里，胃在足阳明经为阳土。纪旬日的十干，戊、己都属土，"戊"为阳土，"己"为阴土，所以己土属脾，戊土属胃。脾土以运化水谷、克制水湿为事，若湿气过盛，势必反伤脾土，便当用"苦"味的药物以温燥之。脾、胃为戊、己土，秋为庚辛金，土生金，金克木，木克土，金既为土生之子，所以脾病到了秋金气旺之时，便借着金气之能克木，木受克而不能制土，脾土之气便可以逐渐转好。相反，病脾土遇着甲乙春木旺时，便会加甚（木克土）。幸而未至于死，遇着夏令丙丁火气旺时，火能生土，为土之母，脾能得母气的维护而逐渐好转。如果脾病适逢长夏土之本气，就会更有起色。饱食伤脾，胃欲清饮，凡脾胃有病，必须禁忌温食、饱食，他如湿地卑洼、水湿濡衣等，也应当特别谨慎。

　　推而至于一日之中的五行生克关系，亦复如此。例如："日昳"是未之时，土气正旺，脾病者遇之，便会感到清爽，故曰"日昳慧"；"日出"的时候，正当寅卯木气旺，木能克土，脾病在这时便会加剧，故曰"日出甚"；时至"下晡"，正当申酉，金气旺盛，金为土之子，脾土得子气亦要安静一些，故曰"下晡静"。脾土居中，和缓为宜，故应服用"甘缓"的药物，若湿邪太盛，仍当用"苦温"之品来燥湿，脾土既得甘缓，而湿邪又被苦燥之品所泻，这便是对脾病者最好的补益。

（四）肺、大肠

《素问·藏气法时论》中云："肺主秋，手太阴、阳明主治，其日庚辛。肺苦气上逆，急食苦以泄之……病在肺，愈在冬，冬不愈，甚于夏，夏不死，持于长夏，起于秋，禁寒饮食、寒衣。肺病者，愈在壬癸，壬癸不愈，加于丙丁，丙丁不死，持于戊己，起于庚辛。肺病者，下晡慧，日中甚，夜半静。肺欲收，急食酸以收之，用酸补之，辛泻之。"

肺主秋金之气，金有阴阳之分，肺在手太阴经为阴金，肺与大肠相表里，大肠在手阳明经为阳金。纪旬日的十干，庚、辛都属金，"辛"为阴金，"庚"为阳金，所以辛金属肺，庚金属大肠。肺主气而下降，病则肺气上逆，便当用"苦降"药物来泄其上逆之气。肺与大肠为庚、辛金，冬为壬、癸水，金生水，水克火，火克金，水既为金生之子，所以肺病到冬季水气旺时，便借着水气之能克火，火受克而不能制金，肺金之气便可以逐渐转好。相反，肺金病遇丙丁夏火旺时，便会加甚（火克金）。幸而未至于死，遇着长夏戊己土气旺时，土能生金，为金之母，肺能得到母气的维护而逐渐好转。如果肺病，适逢秋金本气，就会更有起色。肺为娇脏，无论外之形寒或内之饮冷，都容易伤害肺气，所以对肺病的调护，凡寒衣、冷食等都要特别留意。

推而至于一日之中的五行生克关系，亦复如此。例如："下晡"时正当申酉时刻，金气最旺，肺病而得本气的帮助，在这时便感觉清爽些，故曰"下晡慧"；"日中"属巳午，为火气旺时，火能克金，肺病在这时便会加甚，故曰"日中甚"；"夜半"是亥子时刻，正当水气旺，水是金之子，肺病得着子气的帮助亦能安静些，故曰"夜半静"。肺既属秋金，秋以收降为用，因而肺气不降，便当用"酸收"药物以敛降之。如肺气伤于寒湿诸邪，还得用"辛温"药物以疏泄之，肺气既疏且降，这便是对肺病者最好的补益。

（五）肾、膀胱

《素问·藏气法时论》中云："肾主冬，足少阴、太阳主治，其日壬癸。肾苦燥，急食辛以润之，开腠理，致津液，通气也……病在肾，愈在春，春不愈，甚于长夏，长夏不死，持于秋，起于冬，禁犯焠㶤、热食、温炙衣。肾病者，愈在甲乙，甲乙不愈，甚于戊己，戊己不死，持于庚辛，起于壬癸。肾病者，夜半慧，四季甚，下晡静。肾欲坚，急食苦以坚之，用苦补之，咸泻之。"

肾主冬水之气，水有阴阳之分，肾在足少阴经为阴水，肾与膀胱相表里，膀胱在足太阳经为阳水。纪旬日的十干，壬、癸都属水，"癸"为阴水，"壬"为阳水，所以癸水属肾，壬水属膀胱。肾为水脏，主藏阴精，阴精宜润不宜燥，便宜用"辛润"的药物以滋养之，只要阴精充足，既可以使其外达而通气于腠理，亦可以使其上升而有济于津液。肾与膀胱为壬癸水，春为甲乙木，水生木，木克土，土克水。木既为水生之子，所以肾病到了春季木气旺时，便借着木气之能克土，土受克而不能制水，肾水之气便可以逐渐转好。相反，肾水病，遇戊己长夏土气旺之时，肾病便会加甚（土克水）。幸而未至于死，肾病遇庚辛秋金之气旺时，金能生水，为水之母，肾能得到母气的维护而逐渐好转。如果肾病，适逢冬水之本气，就会更有起色。肾病最怕干燥，在调护时，凡焠焫、热食、温炙衣等，都应当禁忌。

推而至于一日之中五行生克的关系，亦复如此。例如："夜半"正当亥子时刻，水气正旺，肾病在这时因得本气的帮助便要清爽些，故曰"夜半慧"；"四季"指辰、戊、丑、未四个时刻，都是土气之旺时，土能克水，肾病遇之便可能加剧，故曰"四季甚"；"下晡"正当申酉时刻，为金气旺时，金能生水，所以肾病在这时便可安静些，故曰"下晡静"。肾病而遇燥热固然不好，若火衰而逢水寒邪盛亦不行，如果寒水盛，便当用"苦温"药物以坚肾气，又须用"咸"味之品以排泻水邪，肾气坚而水邪去，这便是对肾病者最好的补益。

三、运用要点

从上面所举《素问·藏气法时论》的示例来看，一病而轻重于四时、昼夜，好像十分机械，其实这在临证时是最受用的，关键在于要理解示例中所论及的春夏秋冬、白昼黑夜中所包涵五行生克的概念。例如：示例中所说的春、甲乙、平旦、酸等，都应理解为"木"的概念；夏、丙丁、日中、苦等，都应理解为"火"的概念；长夏、戊己、日昳、甘等，都应理解为"土"的概念；秋、庚辛、下晡、辛等，都应理解为"金"的概念；冬、壬癸、夜半、咸等，都应理解为"水"的概念。木、火、土、金、水这五个不同的概念，也可概括肝、心、脾、肺、肾五个脏器的不同特性和功能，胆、小肠、胃、大肠、膀胱诸腑，亦分别概括于这五个属性之中，这样便于理解各个脏腑之间的相互关系，这是一种动态平衡的关系。如此，则受用于临证而有余，若不以五行学说的理论来认识，只是机械地理解为具体的四时、昼夜，在临证时就可能体现不出其应有的意义。

《素问·至真要大论》中云："故治病者，必明六化分治，五味五色所生，五脏所宜，乃可以言盈虚病生之绪也。""六化"实际就是指"五行"，五行的概念各有不同、各有所属，就叫"分治"，也就是说在辨证论治时，必须要把五脏、五味、五色等分别用"五行"的概念抽象化，才易于理出病变的头绪来，此即所谓"盈虚病生之绪"。

《素问·至真要大论》又云："以名命气，以气命处，而言其病。"无论言运气、言脏气、言病气，分别以五行学说的理论来认识，以讨论气象的运行规律、脏腑的生理病理，便持之有故，亦言之成理。兹将古人以五行概括各种事物的一般情况列表如下，如表 4 所示。

用"五行"的方法来分别隶属有关的事物，即所谓"以名命气，以气命处"。对所属事物均明确其五行属性，以辨识其我生、生我、我克、克我的相互关系，用之辨识疾病，用以确立治法。正如《素问·藏气法时论》所说："夫邪气之客于身也，以胜相加，至其所生而愈，至其所不胜而甚，至其所生而持，自得其位而起。必先定五脏之脉，乃可言间甚之时，死生之期也。"所谓"以胜相加"，就是泛指五运六气太过不及、相互克制、相互乘侮等关系，如燥金伤木、寒水凌心、风木乘脾、火热灼肺、湿土侵肾等。生我、我生的都叫作"所生"，我不胜（被克）的叫作"所

表4　五行所属表

五行	木	火	土	金	水
六气	风	热、火	湿	燥	寒
五方	东	南	中	西	北
五季	春	夏	长夏	秋	冬
十天干	甲乙	丙丁	戊己	庚辛	壬癸
十二支	寅卯	巳午	辰戌丑未	申酉	亥子
五运干	丁壬	戊癸	甲己	乙庚	丙辛
六气支	巳亥	子午、寅申	丑未	卯酉	辰戌
五时	平旦	日中	日昳	下哺	夜半
五色	青	赤	黄	白	黑
五味	酸	苦	甘	辛	咸
五臭	臊	焦	香	腥	腐
五脏	肝	心	脾	肺	肾
六腑	胆	三焦、小肠	胃	大肠	膀胱
十二经	足厥阴、足少阳	手少阴、手太阳、手厥阴、手少阳	足太阴、足阳明	手太阴、手阳明	足少阴、足太阳
我所生	火、热、相火	土、湿	金、燥	水、寒	木、风
生我者	水、寒	木、风	火、热、相火	土、湿	金、燥
我所克	土、湿	金、燥	水、寒	木、风	火、热、相火
克我者	金、燥	水、寒	木、风	火、热、相火	土、湿

不胜"，本气自旺者叫作"自得其位"。总之，疾病转归演变的基本规律是：虚证逢"生我"者，或遇"本气旺"时，均主吉，而遇"克我"者则主凶；实证而遇"克我"者，或"本气衰"时，均主吉，而遇"生我"者则主凶。

以 1981 年为例，用运气学说的理论，试分析如下。

从"五运"来看，今年（1981 年）为辛酉年，"辛"为阴水，则本年的中运为水运不及。从主客运关系来看，从去年（1980 年）大寒日巳时初初刻起，便交了本年的主运初运少角，客运初运少羽，少羽生少角，水来生木，阴运而得相生，水虽不足，木犹滋荣；春分后十三日巳时正一刻起交二运，主运太徵，客运太角，太角生太徵，木来生火，还是客运生主运；芒种后十日午时初二刻起交三运，主运少宫，客运少徵，少徵生少宫，火来生土，也是客运生主运；处暑后七日午时正三刻起交四运，主运太商，客运太宫，太宫生太商，土来生金，仍为客运生主运；立冬后四日未时初四刻起交终运，主运少羽，客运少商，少商生少羽，金来生水，还是客运生主运。全年五步运都是"相生"关系，所以 1981 年春夏秋冬四季的气候都是比较正常的。从"六气"来看，"酉"年为阳明燥金司天、少阴君火在泉，即上半年是燥金之气主事，下半年是君火之气主事，中运又为阴水不足，故是年的气象偏于燥热可知，故入冬以后一直少有下雪的原因亦可知。从"运"与"气"的关系来看，上半年是弱水不胜金，燥气盛之机已见，下半年水运克君火在泉之气，燥热之气可能略有缓和。

本年总的气象变化是：水运不及，燥金司天，君火在泉，阴水不足以济燥火。因此，凡属阴精不足、津液亏损或阴虚阳亢的患者，无论在心、在肺、在肝、在肾，总宜生津以润燥，甚则养阴以泻火为宜。

从客主加临来看，自去年（1980年）大寒日（12月15日）巳时初刻至本年（1981年）春分日（2月16日）卯时初刻为"初之气"，客气是太阴湿土，主气是厥阴风木，风木克湿土，即主气克客气，故初气仍以风、燥两盛为特点。因此，脾虚肝亢的患者，应着重于柔润息风、泻木清燥、甘淡培土诸法为宜。

自春分日卯时正刻起，至小满日（4月18日）丑时正为"二之气"，客气是少阳相火，主气是少阴君火，以两火同气为气候特点。因此，于脾虚湿盛者颇相宜，于阴虚火旺者将助其炎上之势，故当慎用辛温诸法为宜。

自小满日寅时初刻起，至大暑日（6月22日）子时初刻为"三之气"，客气是阳明燥金（即司天之气），主气是少阳相火，相火克制燥金，又时值盛夏，火热之气独旺是其气候特点。因此，于阳热患者应注重泻火养阴诸法为宜。

自大暑日子时正起，至秋分日（8月26日）戌时正为"四之气"，客气是太阳寒水，主气是太阴湿土，本年中运为水气不足，又逢主气之土克客气之水，水将益见其弱，下半年"在泉"之气又为君火，这些气候特点于阴虚阳亢证患者均不相宜。

自秋分日亥时初刻起，至小雪日（10月26日）酉时初刻为"五之气"，客气是厥阴风木，主气是阳明燥金，金克木，主胜客，燥金挟君火之气以行，本年秋季当以燥热为气候特点。因此，于呼吸系统的病应注重清火润燥为宜。

自小雪日酉时正起，至大寒日（12月15日）未时正为"终之气"，客气是少阴君火（即在泉之气），主气是太阳寒水，水克火，主胜客，本年火热之气可将由此衰歇，交明年"壬戌"之木运，即太阳寒水司天、太阴湿土在泉之气。

以上是以今年（1981年）气候分析为例，今年总的来说是偏于燥热的，特别是反映在上半年。其他各年，可以类推。从分析的过程可以看出，掌握运气的基本精神仍在于胜衰生克之所在，胜者抑之，衰者扶之，生者助之，克者平之。正如《素问·六元正纪大论》云："安其运气，无使受邪，折其郁气，资其化源。""郁气"即被克而郁结不散之气，如水胜则火郁，火胜则金郁之类。要"折"其被郁之气，必先折服其制胜之气，如水得制则火郁解，火得制则金郁解是也。"化源"即指生化之源，如木生火，火失养则当资木，金生水，水失养则当资金，皆从其母气以滋养，是谓"资其化源"。这种种论治的原理，在临证时是具有指导意义的，不可忽视。

结　语

运气学说的基本内容，已略如上述。我们究竟应该怎样对待这门古老的学说呢？自古迄今，议论纷纷，莫衷一是。

首先我们要承认气候变化对人类生活的影响是存在的，特别是对疾病的影响，其关系是十分密切的。古代的人们在生活实践和生产实践中就清楚地认识到了这一点，并尽当时的科学技术，不断认识，反复提高，总结出"运气学说"这样一套认识气候变化规律的方法，这是难能可贵的。

从运气学说的具体内容来看，立足于所生存的地带，逐渐扩大到所能了解到的地带（基本是以黄河流域的平原为中心地带），经过长期的"则天之明，因地之性"[①]进行观察，依据中国一年的气候变化特点，将气候分为五季，并用"五运"总结出一般的气候变化规律，又用"六气"总结出三阴三阳六种不同的气旋活动。

---

① 见《左传》昭公二十五年。

"运气学说"与今天的气候学、气象学比较起来，显得相当朴素，甚至还有不尽符合实际的地方，但毕竟是在长期的生活和生产实践中总结出来的，亦反复经过长期的生活和生产实践的验证，这一事实说明运气学说是具有一定的科学基础的。

从中国人的农业生产实践来看，二十四节气指导农业生产是非常有效的，直到科学发达的今天，仍对中国农业的生产起着指导作用。从中国人的生活实践来看，许多流行病的发生，是与气候有着密切关系的。如 1959 的丙申年，少阳相火司天，乙型脑炎猖獗，多数都用"白虎汤"加减而治愈。还有很多的实际例子，这些客观存在的事实是谁也否定不了的。当然，我们也要承认，"运气学说"由于受到历史条件、科技水平的种种局限，仅凭直觉的观察，不可能对复杂的气候变化，得出完全符合客观现实的规律来。尽管说什么"五运相袭"（《素问·天元纪大论》），"六气分治"（《素问·至真要大论》），五、六之说虽辩，究嫌其过于简单化，不足以尽气流运动之穷，实有待于运用科学的方法加以整理提高。因此对"运气学说"持完全否定或完全肯定的态度，都是不正确的。

尽管《素问》七篇"大论"阐发运气学说甚详，但古人亦一而再地告诉我们要辩证地对待，不能胶柱鼓瑟。如

《素问·六元正纪大论》中说："四时之气，至有早晏高下左右，其候何如？岐伯曰：行有逆顺，至有迟速……至高之地，冬气常在；至下之地，春气常在。必谨察之。"又《素问·五常政大论》中说："地有高下，气有温凉，高者气寒，下者气热。"又《素问·至真要大论》中说："胜复之动，时有常乎？气有必乎？岐伯曰：时有常位，而气无必也。"这些论点都在阐明，因时、因地之不同而气候迥殊，决不能不辨方隅高下一概而论。在历史的争论中，惟汪省之、张介宾持论较为允当，兹录如下，以殿吾文。

汪省之《运气易览·序》云："运气一书，古人启其端……岂可徒泥其法，而不求其法外之遗耶！如冬有非时之温，夏有非时之寒，春有非时之燥，秋有非时之热，此四时不正之气，亦能病人也。又况百里之内，晴雨不同，千里之邦，寒暖各异，此方土之候，各有不齐，所生之病，多随土著，乌可皆以运气相比例哉！务须随机达变，因时识宜，庶得古人未发之旨，而能尽其不言之妙也。奈何程德斋、马宗素①等，妄谓某人生于某日，病于某经，用某药，某日当汗瘥，某日当危殆。悖乱经旨，愚惑医流，莫此为甚。后人因视经为繁文，置之而弗用者有也。又有读

---

① 程德斋，元人；马宗素，金人。明·徐春圃《古今医统》云："《伤寒法》，马宗素、程德斋撰，按日时受病为治法，与仲景不同。"

其书，玩其理，茫然无入手处，遂乃弃去而莫之省者有也。
是以世医罕有能解其意者焉。"

　　张介宾《类经·运气类》十注云："读运气者，当知
天道有是理，不当曰理必如是也……自余有知以来，常以
五六之义，逐气推测，则彼此盈虚，十应七八。即有少不
相符者，正属井蛙之见，而见有未至耳，岂天道果不足凭
耶？今有昧者，初不知常变之道，盛衰之理……故每凿执
经文，以害经意，徒欲以有限之年辰，概无穷之天道，隐
微幽显，诚非易见，管测求全，陋亦甚矣。此外复有不明
气化如马宗素之流者，假仲景之名，而为《伤寒钤法》等
书，用运气之更迁，拟主病之方治，拘滞不通，诚然谬矣。
然又有一等偏执己见，不信运气者，每谓运气之学，何益
于医？且云疾病相加，岂可依运气以施治乎？非切要也。
余喻之曰：若所云者，似真运气之不必求，而运气之道岂
易言哉！凡岁气之流行，即安危之关系。或疫气遍行，而
一方皆病风温；或清寒伤脏，则一时皆犯泻痢；或痘疹盛
行，而多凶多吉，期各不同；或疔毒遍生，而是阳是阴，
每从其类；或气急咳嗽，一乡并兴；或筋骨疼痛，人皆道
苦；或时下多有中风，或前此盛行痰火。诸如此类，以众
人而患同病，谓非运气之使然欤……第运气之显而明者，
时或盛行，犹为易见；至其精微，则人多阴受，而识者为

难。夫人殊禀赋，令易寒暄，利害不侔，气交使然。故凡以太阳之人，而遇流衍①之气；以太阴之人，而逢赫曦②之纪。强者有制，弱者遇扶，气得其平，何病之有？或以强阳遇火，则炎烈生矣；阴寒遇水，则冰霜及矣。天有天符，岁有岁会，人得无人和乎！能先觉预防者，上智也；能因机辨理者，明医也；既不能知，而且云乌有者，下愚也。然则，运气之要与不要，固不必辩，独慨乎知运气者之难其人耳。由此言之，则凿执者本非智士，而不谕者又岂良材。二者病则一般，彼达人之见，自所不然。故善察运气者，必当顺天以察运，因变以求气。如杜预之言历曰：'治历者，当顺天以求合，非为合以验天。知乎此，则可以言历矣③。'而运气之道亦然，既得其义，则胜复盛衰，理可窥也。随其机而应其用，其有不合乎道者，未之有也。"

汪、张两氏的论点是很可取的。其一，认为运气学说十之八九是有征验的，不能完全否定；其二，当知天道有是理，不当曰理必如是，故不能拘泥其法；其三，对待运

---

① 《灵枢·通天》云："太阳之人，多阳而少阴。""流衍"，水气太过之名。《素问·五常政大论》云："太过何谓？……水曰流衍。"

② 《灵枢·通天》云："太阴之人，多阴而少阳。"《素问·五常政大论》云："太过何谓？……火曰赫曦。"

③ 杜预，晋·杜陵人，著有《春秋左氏经传集解》《春秋长历》两书，后一种即其言历法者。

气学说，应该是随机达变，因时识宜，顺天以察运，因变以求气，要灵活地掌握和应用；其四，对运气学说既不知不谕，便云乌有而不信，这种态度只能说是下愚无知；其五，"欲以有限之年辰，概无穷之天道"，过分夸大运气学说的作用，也是不科学的；其六，运气虽有一定的征验，但亦必须结合人体自身的强弱来因机辨理，不能一概而论。

我认为对待运气学说的态度，就应该是这样。

附 六十年运气交司表

甲子年

四季	月建	二十四节气	中运	客运	主运	交司时刻（运）	客气	主气	客主加临	交司时刻（气）
孟春	正月丙寅	立春　雨水	土运太过	太宫	太角	癸亥年大寒日黄时初初一刻起	司天　少阴君火	厥阴风木	初　主气厥阴风木　客气太阳寒水	自癸年大寒日黄初，至春分日子初
仲春	二月丁卯	惊蛰　春分		少商	少徵	春分后十三日寅时正一刻起	左间　太阴湿土	少阴君火	二　主气少阴君火　客气厥阴风木	自春分日子正，至小满日戌正　气
季春	三月戊辰	清明　谷雨					右间　厥阴风木		三　主气少阳相火　客气少阴君火	
孟夏	四月己巳	立夏　小满						少阳相火		自小满日亥初，至大暑日酉初　气
仲夏	五月庚午	芒种　夏至		太羽	太宫	芒种后十日卯时初二刻起	在泉　阳明燥金		四　主气太阴湿土　客气太阴湿土	
季夏	六月辛未	小暑　大暑					左间　太阳寒水	太阴湿土		自大暑日酉正，至秋分日未正　气
孟秋	七月壬申	立秋　处暑		少角	少商	处暑后七日卯时正三刻起			五　主气阳明燥金　客气少阳相火	
仲秋	八月癸酉	白露　秋分					右间　少阳相火	阳明燥金		自秋分日申初，至小雪日午初　气
季秋	九月甲戌	寒露　霜降							六　主气太阳寒水　客气阳明燥金	
孟冬	十月乙亥	立冬　小雪		太徵	太羽	立冬后四日辰时初四刻起		太阳寒水		自小雪日午正，至大寒日辰正　气
仲冬	十一月丙子	大雪　冬至								
季冬	十二月丁丑	小寒　大寒								

乙丑年

四季	月建	二十四节气	五运				六气			
			中运	客运	主运	交司时刻	客气	主气	客主加临	交司时刻
孟春	正月戊寅	立春 雨水	金运不及	少商	太角	甲子年大寒日巳时初初刻起	司天 太阴湿土	厥阴风木	初 主气厥阴风木 客气厥阴风木	气 自甲子年大寒日巳初，至本年春分日卯初
仲春	二月己卯	惊蛰 春分					左间 少阳相火			
季春	三月庚辰	清明 谷雨		太羽	少徵	春分后十三日巳时正一刻起	少阳相火 少阴君火	少阴君火	二 主气少阴君火 客气少阴君火	气 自春分日卯正，至小满日丑正
孟夏	四月辛巳	立夏 小满					右间 少阴君火			
仲夏	五月壬午	芒种 夏至		少角	太宫	芒种后十日午时初二刻起	少阴君火 少阳相火	少阳相火	三 主气少阳相火 客气太阴湿土	气 自小满日寅初，至大暑日子初
季夏	六月癸未	小暑 大暑					在泉 太阳寒水	太阴湿土	四 主气太阴湿土 客气少阳相火	气 自大暑日子正，至秋分日戌正
孟秋	七月甲申	立秋 处暑		太徵	少商	处暑后七日午时正三刻起	太阳寒水			
仲秋	八月乙酉	白露 秋分					左间 厥阴风木	阳明燥金	五 主气阳明燥金 客气阳明燥金	气 自秋分日亥初，至小雪日酉初
季秋	九月丙戌	寒露 霜降					厥阴风木			
孟冬	十月丁亥	立冬 小雪		少宫	太羽	立冬后四日未时初四刻起	右间 阳明燥金	太阳寒水	六 主气太阳寒水 客气太阳寒水	气 自小雪日酉正，至大寒日未正
仲冬	十一月戊子	大雪 冬至					阳明燥金			
季冬	十二月己丑	小寒 大寒								

丙寅年

四季	月建	二十四节气	中运	五运 客运	主运	交司时刻	六气 客气	主气	客主加临	交司时刻
孟春	正月庚寅	立春 雨水	水运太过	太羽	太角	乙丑年大寒日申时初初刻起	司天 少阳相火	厥阴风木	初 主气厥阴风木 客气少阴君火	自乙丑年大寒日寅初,至本年春分日午初
仲春	二月辛卯	惊蛰 春分		少角	少徵	春分后十三日申时正一刻起	左间 阳明燥金	少阴君火	二 主气少阴君火 客气太阴湿土	自春分日午正,至小满日辰正
季春	三月壬辰	清明 谷雨					右间 太阴湿土	少阳相火	三 主气少阳相火 客气少阳相火	自小满日巳初,至大暑日卯初
孟夏	四月癸巳	立夏 小满								
仲夏	五月甲午	芒种 夏至		太徵	太宫	芒种后十日酉时初二刻起				
季夏	六月乙未	小暑 大暑					在泉 厥阴风木	太阴湿土	四 主气太阴湿土 客气阳明燥金	自大暑日卯正,至秋分日丑正
孟秋	七月丙申	立秋 处暑		少宫	少商	处暑后七日酉时正三刻起				
仲秋	八月丁酉	白露 秋分					左间 少阴君火	阳明燥金	五 主气阳明燥金 客气太阳寒水	自秋分日寅初,至小雪日子初
季秋	九月戊戌	寒露 霜降								
孟冬	十月己亥	立冬 小雪		太商	太羽	立冬后四日戌时初四刻起				
仲冬	十一月庚子	大雪 冬至					右间 太阳寒水	太阳寒水	六 主气太阳寒水 客气厥阴风木	自小雪日子正,至大寒日戌正
季冬	十二月辛丑	小寒 大寒								

丁 卯 年

四季	月建	二十四节气	五运 中运	五运 客运	五运 主运	五运 交司时刻	六气 客气	六气 主气	六气 客主加临	六气 交司时刻
孟春	正月壬寅	立春 雨水	木运不及（岁会）	少角	少角	丙寅年大寒日亥时初初刻起	司天 阳明燥金	厥阴风木	初 主气厥阴风木 客气太阴湿土	初 自丙寅年大寒日亥初，至本年春分日酉初
仲春	二月癸卯	惊蛰 春分		太徵	太徵		左间 太阳寒水	少阴君火	二 主气少阴君火 客气少阳相火	二 自春分日酉正，至小满日未正
季春	三月甲辰	清明 谷雨				春分后十三日亥时正一刻起				
孟夏	四月乙巳	立夏 小满					右间 少阳相火	少阳相火	三 主气少阳相火 客气阳明燥金	三 自小满日申初，至大暑日午正
仲夏	五月丙午	芒种 夏至		少宫	少宫	芒种后十日子时初二刻起				
季夏	六月丁未	小暑 大暑					在泉 少阴君火	太阴湿土	四 主气太阴湿土 客气太阳寒水	四 自大暑日午正，至秋分日辰正
孟秋	七月戊申	立秋 处暑		太商	太商	处暑后七日子时正三刻起				
仲秋	八月己酉	白露 秋分					左间 太阴湿土	阳明燥金	五 主气阳明燥金 客气厥阴风木	五 自秋分日巳初，至小雪日卯初
季秋	九月庚戌	寒露 霜降								
孟冬	十月辛亥	立冬 小雪		少羽	少羽	立冬后四日丑时初四刻起				
仲冬	十一月壬子	大雪 冬至					右间 厥阴风木	太阳寒水	六 主气太阳寒水 客气少阴君火	六 自小雪日卯正，至大寒日丑正
季冬	十二月癸丑	小寒 大寒								

137

戊辰年

四季	月建	二十四节气	五运				六气			
			中运	主运	客运	交司时刻	客气	主气	客主加临	交司时刻
孟春	正月甲寅	立春 雨水	火运太过	少角	太徵	丁卯年大寒日寅时初初刻起	司天 太阳寒水	厥阴风木	初 主气厥阴风木 客气少阳相火	气 自丁卯年大寒日寅初，至春分日子正
仲春	二月乙卯	惊蛰 春分					左间 厥阴风木	少阴君火	二 主气少阴君火 客气阳明燥金	气 自春分日子正，至小满日戌初
季春	三月丙辰	清明 谷雨		太徵	少宫	春分后十三日寅时正一刻起				
孟夏	四月丁巳	立夏 小满					右间 阳明燥金	少阳相火	三 主气少阳相火 客气太阳寒水	气 自小满日戌初，至大暑日酉正
仲夏	五月戊午	芒种 夏至		少宫	太商	芒种后十日卯时初二刻起				
季夏	六月己未	小暑 大暑					在泉 太阴湿土	太阴湿土	四 主气太阴湿土 客气厥阴风木	气 自大暑日酉正，至秋分日申初
孟秋	七月庚申	立秋 处暑		太商	少羽	处暑后七日卯时正三刻起				
仲秋	八月辛酉	白露 秋分					左间 少阳相火	阳明燥金	五 主气阳明燥金 客气少阴君火	气 自秋分日申正，至小雪日午初
季秋	九月壬戌	寒露 霜降		少羽	太角	立冬后四日辰时初四刻起				
孟冬	十月癸亥	立冬 小雪					右间 少阴君火	太阳寒水	六 主气太阳寒水 客气太阴湿土	气 自小雪日午正，至大寒日辰正
仲冬	十一月甲子	大雪 冬至								
季冬	十二月乙丑	小寒 大寒								

己巳年

四季	月建	二十四节	中运	客运	主运	交司时刻（五运）	客气	主气	客主加临	交司时刻（六气）
孟春	正月丙寅	立春 雨水	土运不及	少宫	少角	戊辰年大寒日巳时初初刻起	司天 厥阴风木	厥阴风木	初 主气厥阴风木 客气阳明燥金	自戊辰年大寒日巳初，至春分日卯正
仲春	二月丁卯	惊蛰 春分								
季春	三月戊辰	清明 谷雨		太商	太徵		左间 少阴君火	少阴君火	二 主气少阴君火 客气太阳寒水	自春分日卯正，至小满日丑正
孟夏	四月己巳	立夏 小满				春分后十三日巳时正一刻起	右间 太阳寒水			
仲夏	五月庚午	芒种 夏至		少羽	少宫	芒种后十日午时初二刻起	在泉 少阳相火	少阳相火	三 主气少阳相火 客气厥阴风木	自小满日丑正，至大暑日子初
季夏	六月辛未	小暑 大暑								
孟秋	七月壬申	立秋 处暑		太角	太商	处暑后七日午时正三刻起	左间 阳明燥金	太阴湿土	四 主气太阴湿土 客气少阴君火	自大暑日子初，至秋分日戌正
仲秋	八月癸酉	白露 秋分								
季秋	九月甲戌	寒露 霜降		少徵	少羽	立冬后四日未时初四刻起	右间 太阴湿土	阳明燥金	五 主气阳明燥金 客气太阴湿土	自秋分日戌正，至小雪日酉初
孟冬	十月乙亥	立冬 小雪								
仲冬	十一月丙子	大雪 冬至						太阳寒水	六 主气太阳寒水 客气少阳相火	自小雪日酉初，至大寒日未正
季冬	十二月丁丑	小寒 大寒								

庚 午 年

四季	月建	二十四节气	中运	五运客运	五运主运	交司时刻	客气	六气主气	客主加临	交司时刻
孟春	正月戊寅	立春 雨水	金运太过 (同天符)	太商	少角	己巳年大寒日申时初刻起	司天 少阴君火	厥阴风木	初 主气厥阴风木 客气太阳寒水	自己巳年大寒日申初,至本年春分日午初
仲春	二月己卯	惊蛰 春分								
季春	三月庚辰	清明 谷雨		少羽	太徵	春分后十三日申时正一刻起	左间 太阴湿土	少阴君火	二 主气少阴君火 客气厥阴风木	自春分日午正,至小满日辰正
孟夏	四月辛巳	立夏 小满								
仲夏	五月壬午	芒种 夏至		太角	少宫	芒种后十日酉时初二刻起	右间 厥阴风木	少阳相火	三 主气少阳相火 客气少阴君火	自小满日巳初,至大暑日卯初
季夏	六月癸未	小暑 大暑								
孟秋	七月甲申	立秋 处暑		少徵	太商	处暑后七日酉时正三刻起	在泉 阳明燥金	太阴湿土	四 主气太阴湿土 客气太阴湿土	自大暑日卯正,至秋分日丑正
仲秋	八月乙酉	白露 秋分								
季秋	九月丙戌	寒露 霜降		太宫	少羽	立冬后四日戌时初四刻起	左间 太阳寒水	阳明燥金	五 主气阳明燥金 客气少阳相火	自秋分日寅初,至小雪日子初
孟冬	十月丁亥	立冬 小雪								
仲冬	十一月戊子	大雪 冬至					右间 少阳相火	太阳寒水	六 主气太阳寒水 客气阳明燥金	自小雪日子正,至大寒日戌正
季冬	十二月己丑	小寒 大寒								

辛 未 年

四季	月建	二十四节气	中运	客运（五运）	主运	交司时刻	客气（六气）	主气	客主加临	交司时刻（气）
孟春	正月庚寅	立春 / 雨水	水运不及（同岁会）	少羽	少角	庚午年大寒日亥时初初刻起	司天 太阴湿土	厥阴风木	初　主气厥阴风木／客气厥阴风木	初气　自庚午年大寒日亥时初，至本年春分日酉未正
仲春	二月辛卯	惊蛰 / 春分					左间 少阳相火			
季春	三月壬辰	清明 / 谷雨		大角	太徵	春分后十三日亥时正一刻起	右间 少阴君火	少阴君火	二　主气少阴君火／客气少阴君火	二气　自春分日酉正，至小满日申未正
孟夏	四月癸巳	立夏 / 小满								
仲夏	五月甲午	芒种 / 夏至		少徵	少宫	芒种后十日子时初二刻起	少阴君火	少阳相火	三　主气少阳相火／客气太阴湿土	三气　自小满日申初，至大暑日午午正
季夏	六月乙未	小暑 / 大暑					在泉 太阳寒水	太阴湿土	四　主气太阴湿土／客气少阳相火	四气　自大暑日午正，至秋分日辰辰正
孟秋	七月丙申	立秋 / 处暑		太宫	太商	处暑后七日子时正三刻起				
仲秋	八月丁酉	白露 / 秋分					左间 厥阴风木	阳明燥金	五　主气阳明燥金／客气阳明燥金	五气　自秋分日辰初，至小雪日卯卯初
季秋	九月戊戌	寒露 / 霜降		少商	少羽	立冬后四日丑时初四刻起	右间 阳明燥金			
孟冬	十月己亥	立冬 / 小雪						太阳寒水	六　主气太阳寒水／客气太阳寒水	六气　自小雪日卯正，至大寒日丑丑正
仲冬	十一月庚子	大雪 / 冬至								
季冬	十二月辛丑	小寒 / 大寒								

壬 申 年

四季	月建	二十四节气	中运	客运（五运）	主运（五运）	交司时刻	客气（六气）	主气（六气）	客主加临（六气）	交司时刻（气）
孟春	正月壬寅	立春 雨水	木运太过（同天符）	太角	太角	辛未年大寒日寅初初刻起	司天 少阳相火	厥阴风木	初 主气厥阴风木 客气少阴君火	初气 自辛未年大寒日寅初，至本年春分日子初
仲春	二月癸卯	惊蛰 春分					左间 阳明燥金			
季春	三月甲辰	清明 谷雨		少徵	少徵	春分后十三日寅时正一刻起			二 主气少阴君火 客气太阴湿土	二气 自春分日子正，至小满日戌正
孟夏	四月乙巳	立夏 小满					右间 太阴湿土	少阴君火		
仲夏	五月丙午	芒种 夏至		太宫	太宫	芒种后十日卯时正二刻起			三 主气少阳相火 客气少阳相火	三气 自小满日戌初，至大暑日酉初
季夏	六月丁未	小暑 大暑					在泉 厥阴风木	少阳相火		
孟秋	七月戊申	立秋 处暑		少商	少商	处暑后七日卯时正三刻起			四 主气太阴湿土 客气阳明燥金	四气 自大暑日酉初，至秋分日未正
仲秋	八月己酉	白露 秋分					左间 少阴君火	太阴湿土		
季秋	九月庚戌	寒露 霜降						阳明燥金	五 主气阳明燥金 客气太阳寒水	五气 自秋分日未正，至小雪日午初
孟冬	十月辛亥	立冬 小雪		太羽	太羽	立冬后四日辰时初四刻起				
仲冬	十一月壬子	大雪 冬至					右间 太阳寒水	太阳寒水	六 主气太阳寒水 客气厥阴风木	六气 自小雪日午正，至大寒日辰正
季冬	十二月癸丑	小寒 大寒								

癸 酉 年

四季	月建	二十四节气	五运 中运	五运 客运	五运 主运	五运 交司时刻	六气 客气	六气 主气	六气 客主加临	六气 交司时刻
孟春	正月甲寅	立春 雨水	火运不及（同岁会）	少徵	太角	壬申年大寒日巳时初初刻起	司天 阳明燥金	厥阴风木	初 主气厥阴风木 客气太阴湿土	气 自壬申年大寒日巳初，至春分日卯正
仲春	二月乙卯	惊蛰 春分			少徵	春分后十三日巳时正一刻起	左间 太阳寒水	少阴君火	二 主气少阴君火 客气少阳相火	气 自春分日卯正，至小满日丑正
季春	三月丙辰	清明 谷雨		太宫						
孟夏	四月丁巳	立夏 小满			太宫		右间 少阳相火	少阳相火	三 主气少阳相火 客气阳明燥金	气 自小满日寅初，至大暑日子正
仲夏	五月戊午	芒种 夏至		少商		芒种后十日午时初二刻起				
季夏	六月己未	小暑 大暑			少商		在泉 少阴君火	太阴湿土	四 主气太阴湿土 客气太阳寒水	气 自大暑日子正，至秋分日戌正
孟秋	七月庚申	立秋 处暑		太羽		处暑后七日未时正三刻起				
仲秋	八月辛酉	白露 秋分			太羽		左间 太阴湿土	阳明燥金	五 主气阳明燥金 客气厥阴风木	气 自秋分日亥初，至小雪日酉正
季秋	九月壬戌	寒露 霜降		少角		立冬后四日未时初四刻起				
孟冬	十月癸亥	立冬 小雪			少角		右间 厥阴风木	太阳寒水	六 主气太阳寒水 客气少阴君火	气 自小雪日酉正，至大寒日未正
仲冬	十一月甲子	大雪 冬至								
季冬	十二月乙丑	小寒 大寒								

甲 戌 年

四季	月建	二十四节气	中运	五运 客运	五运 主运	交司时刻	六气 客气	六气 主气	客主加临	交司时刻(气)
孟春	正月丙寅	立春 雨水	土运太过(岁会,同天符)	太宫	太角	癸酉年大寒日申时初初刻起	太阳寒水(司天)	厥阴风木	初 主气厥阴风木 客气少阳相火	自癸酉年大寒日申初,至春分日午初
仲春	二月丁卯	惊蛰 春分								
季春	三月戊辰	清明 谷雨		少商	少徵	春分后十三日酉时正二刻起	厥阴风木(左间)	少阴君火	二 主气少阴君火 客气阳明燥金	自春分日午正,至小满日辰正
孟夏	四月己巳	立夏 小满								
仲夏	五月庚午	芒种 夏至		太羽	太宫	芒种后十日酉时初二刻起	阳明燥金(右间)	少阳相火	三 主气少阳相火 客气太阳寒水	自小满日巳初,至大暑日卯初
季夏	六月辛未	小暑 大暑								
孟秋	七月壬申	立秋 处暑		少角	少商	处暑后七日酉时正三刻起	太阴湿土(在泉)	太阴湿土	四 主气太阴湿土 客气厥阴风木	自大暑日卯正,至秋分日丑正
仲秋	八月癸酉	白露 秋分								
季秋	九月甲戌	寒露 霜降					少阳相火(左间)	阳明燥金	五 主气阳明燥金 客气少阴君火	自秋分日寅初,至小雪日子初
孟冬	十月乙亥	立冬 小雪		太徵	太羽	立冬后四日戌时初四刻起				
仲冬	十一月丙子	大雪 冬至					少阴君火(右间)	太阳寒水	六 主气太阳寒水 客气太阴湿土	自小雪日子正,至大寒日戌正
季冬	十二月丁丑	小寒 大寒								

乙亥年

四季	月建	二十四节气	五运				六气			
			中运	客运	主运	交司时刻	客气	主气	客主加临	交司时刻
孟春	正月戊寅	立春 雨水	金运不及	少商	太角	甲戌年大寒日亥时初初刻起	司天 厥阴风木	厥阴风木	初 主气厥阴风木 客气阳明燥金	初 自甲戌年大寒日亥初，至春分日酉初
仲春	二月己卯	惊蛰 春分		太羽	少徵	春分后十三日亥时正一刻起				
季春	三月庚辰	清明 谷雨					左间 少阴君火	少阴君火	二 主气少阴君火 客气太阳寒水	二 自春分日酉正，至小满日未正
孟夏	四月辛巳	立夏 小满		少角	太宫					
仲夏	五月壬午	芒种 夏至				芒种后十日子时初二刻起	右间 太阳寒水	少阳相火	三 主气少阳相火 客气厥阴风木	三 自小满日申初，至大暑日午初
季夏	六月癸未	小暑 大暑		太徵	少商					
孟秋	七月甲申	立秋 处暑				处暑后七日子时正三刻起	在泉 少阳相火	太阴湿土	四 主气太阴湿土 客气少阴君火	四 自大暑日午正，至秋分日辰正
仲秋	八月乙酉	白露 秋分		少宫	太羽					
季秋	九月丙戌	寒露 霜降					左间 阳明燥金	阳明燥金	五 主气阳明燥金 客气太阴湿土	五 自秋分日辰初，至小雪日卯初
孟冬	十月丁亥	立冬 小雪				立冬后四日丑时初四刻起				
仲冬	十一月戊子	大雪 冬至					右间 太阴湿土	太阳寒水	六 主气太阳寒水 客气少阳相火	六 自小雪日卯正，至大寒日丑正
季冬	十二月己丑	小寒 大寒								

丙 子 午

四季	月建	二十四节气	中运	主运	客运	交司时刻（五运）	客气	主气	客主加临	交司时刻（六气）
孟春	正月庚寅	立春	水运太过（岁会）	太角	太羽	乙亥年大寒日寅时初初刻起	司天 少阴君火	厥阴风木	初 主气厥阴风木 客气太阳寒水	气 自乙亥年大寒日寅初，至春分日子初
		雨水								
仲春	二月辛卯	惊蛰								
		春分								
季春	三月壬辰	清明		少徵	少角	春分后十三日寅时正一刻起	左间 太阴湿土	少阴君火	二 主气少阴君火 客气厥阴风木	气 自春分日正，至小满日戌正
		谷雨								
孟夏	四月癸巳	立夏								
		小满								
仲夏	五月甲午	芒种		太宫	太徵	芒种后十日卯时初二刻起	右间 厥阴风木	少阳相火	三 主气少阳相火 客气少阴君火	气 自小满日亥初，至大暑日酉初
		夏至								
季夏	六月乙未	小暑								
		大暑								
孟秋	七月丙申	立秋		少商	少宫	处暑后七日卯时正三刻起	在泉 阳明燥金	太阴湿土	四 主气太阴湿土 客气太阴湿土	气 自大暑日正，至秋分日未正
		处暑								
仲秋	八月丁酉	白露								
		秋分								
季秋	九月戊戌	寒露		太羽	太商	立冬后四日辰时初四刻起	左间 太阳寒水	阳明燥金	五 主气阳明燥金 客气少阳相火	气 自秋分日申初，至小雪日午初
		霜降								
孟冬	十月己亥	立冬								
		小雪								
仲冬	十一月庚子	大雪					右间 少阳相火	太阳寒水	六 主气太阳寒水 客气阳明燥金	气 自小雪日正，至大寒日辰正
		冬至								
季冬	十二月辛丑	小寒								
		大寒								

丁 丑 年

四季	月 建	二十四节气	五运				六气			
			中运	客运	主运	交司时刻	客气	主气	客主加临	交司时刻
孟春	正月壬寅	立春·雨水	木运不及	少角	少角	丙子年大寒日巳初初刻起	司天 太阴湿土	厥阴风木	初　主气厥阴风木　客气厥阴风木	气　自丙子年大寒日寅初，至春分日卯初
仲春	二月癸卯	惊蛰·春分					左间 少阴君火	少阴君火	二　主气少阴君火　客气少阴君火	气　自春分日卯正，至小满日丑正
季春	三月甲辰	清明·谷雨		太徵	太徵	春分后十三日巳正一刻起				
孟夏	四月乙巳	立夏·小满					右间 少阴君火			
仲夏	五月丙午	芒种·夏至		少宫	少宫	芒种后十日午初二刻起	少阳相火	少阳相火	三　主气少阳相火　客气太阴湿土	气　自小满日寅初，至大暑日子正
季夏	六月丁未	小暑·大暑					在泉 太阳寒水	太阴湿土	四　主气太阴湿土　客气少阳相火	气　自大暑日子正，至秋分日戌正
孟秋	七月戊申	立秋·处暑		太商	太商	处暑后七日午正三刻起				
仲秋	八月己酉	白露·秋分					左间 厥阴风木			
季秋	九月庚戌	寒露·霜降		少羽	少羽	立冬后四日未初四刻起	阳明燥金	阳明燥金	五　主气阳明燥金　客气阳明燥金	气　自秋分日亥初，至小雪日酉初
孟冬	十月辛亥	立冬·小雪					右间 阳明燥金			
仲冬	十一月壬子	大雪·冬至						太阳寒水	六　主气太阳寒水　客气太阳寒水	气　自小雪日酉正，至大寒日未正
季冬	十二月癸丑	小寒·大寒								

147

戊寅年

中运： 火运太过（天符）

五运

运	客运	主运	交司时刻
初	太徵	少角	丁丑年大寒日申时初初刻起
二	少宫	太徵	春分后十三日申时正一刻起
三	太商	少宫	芒种后十日酉时初二刻起
四	少羽	太商	处暑后七日酉时正三刻起
五	太角	少羽	立冬后四日戌时初四刻起

六气

气	客（司天/在泉）	主气	客主加临	交司时刻
初	司天 少阳相火	厥阴风木	主气厥阴风木 客气少阴君火	自丁丑年大寒日寅初，至本年春分日午初
二	左间 阳明燥金	少阴君火	主气少阴君火 客气太阴湿土	自春分日午正，至小满日辰正
三	右间 太阴湿土	少阳相火	主气少阳相火 客气少阳相火	自小满日巳初，至大暑日卯初
四	在泉 厥阴风木	太阴湿土	主气太阴湿土 客气阳明燥金	自大暑日卯正，至秋分日丑正
五	左间 少阴君火	阳明燥金	主气阳明燥金 客气太阳寒水	自秋分日寅初，至小雪日子初
六	右间 太阳寒水	太阳寒水	主气太阳寒水 客气厥阴风木	自小雪日子正，至大寒日戌正

四季・月建・二十四节气

四季	月建	二十四节气
孟春	正月甲寅	立春 雨水
仲春	二月乙卯	惊蛰 春分
季春	三月丙辰	清明 谷雨
孟夏	四月丁巳	立夏 小满
仲夏	五月戊午	芒种 夏至
季夏	六月己未	小暑 大暑
孟秋	七月庚申	立秋 处暑
仲秋	八月辛酉	白露 秋分
季秋	九月壬戌	寒露 霜降
孟冬	十月癸亥	立冬 小雪
仲冬	十一月甲子	大雪 冬至
季冬	十二月乙丑	小寒 大寒

己卯年

四季	月建	二十四节气	中运	客运	主运	交司时刻（五运）	客气	主气	客主加临	交司时刻（六气）
孟春	正月丙寅	立春	土运不及	少宫	少角	戊寅年大寒日亥时初初刻初起		厥阴风木	初 主气厥阴风木 客气太阴湿土	自戊寅年大寒日亥初，至春分日酉正 气
		雨水					司天 阳明燥金			
仲春	二月丁卯	惊蛰								
		春分							二 主气少阴君火 客气少阳相火	自春分日酉正，至小满日未正 气
季春	三月戊辰	清明		太商	太徵	春分后十三日亥时正一刻起	左间 太阳寒水	少阴君火		
		谷雨								
孟夏	四月己巳	立夏					右间 少阳相火		三 主气少阳相火 客气阳明燥金	自小满日申初，至大暑日午初 气
		小满								
仲夏	五月庚午	芒种		少羽	少宫	芒种后十日子时初二刻起	少阳相火	少阳相火		
		夏至								
季夏	六月辛未	小暑					在泉 少阴君火		四 主气太阴湿土 客气太阳寒水	自大暑日午正，至秋分日辰正 气
		大暑								
孟秋	七月壬申	立秋		太角	太商	处暑后七日子时正三刻起	少阴君火	太阴湿土		
		处暑								
仲秋	八月癸酉	白露					左间 太阴湿土		五 主气阳明燥金 客气厥阴风木	自秋分日巳初，至小雪日卯初 气
		秋分								
季秋	九月甲戌	寒露					太阴湿土	阳明燥金		
		霜降								
孟冬	十月乙亥	立冬		少徵	少羽	立冬后四日丑时初四刻起	右间 厥阴风木		六 主气太阳寒水 客气少阴君火	自小雪日卯正，至大寒日丑正 气
		小雪								
仲冬	十一月丙子	大雪					厥阴风木	太阳寒水		
		冬至								
季冬	十二月丁丑	小寒								
		大寒								

149

庚辰年

五运

四季	月建	二十四节气	中运	客运	主运	交司时刻
孟春	正月戊寅	立春 雨水	金运太过	太商	少角	己卯年大寒日寅时初初刻起
仲春	二月己卯	惊蛰 春分				
季春	三月庚辰	清明 谷雨		少羽	太徵	春分后十三日寅时正一刻起
孟夏	四月辛巳	立夏 小满				
仲夏	五月壬午	芒种 夏至		太角	少宫	芒种后十日卯时初二刻起
季夏	六月癸未	小暑 大暑				
孟秋	七月甲申	立秋 处暑		少徵	太商	处暑后七日卯时正三刻起
仲秋	八月乙酉	白露 秋分				
季秋	九月丙戌	寒露 霜降		太宫	少羽	立冬后四日辰时初四刻起
孟冬	十月丁亥	立冬 小雪				
仲冬	十一月戊子	大雪 冬至				
季冬	十二月己丑	小寒 大寒				

六气

	客气	主气	客主加临	交司时刻
	司天 太阳寒水	厥阴风木	初 主气厥阴风木 客气少阳相火	自己卯年大寒日子初，至春分日戌正 气
	左间 厥阴风木	少阴君火	二 主气少阴君火 客气阳明燥金	自春分日寅正，至小满日亥正 气
	右间 阳明燥金	少阳相火	三 主气少阳相火 客气太阳寒水	自小满日亥初，至大暑日酉正 气
	在泉 太阴湿土	太阴湿土	四 主气太阴湿土 客气厥阴风木	自大暑日酉初，至秋分日未正 气
	左间 少阳相火	阳明燥金	五 主气阳明燥金 客气少阴君火	自秋分日申初，至小雪日午正 气
	右间 少阴君火	太阳寒水	六 主气太阳寒水 客气太阴湿土	自小雪日午正，至大寒日辰正 气

辛巳年

四季	月建	二十四节气	五运				六气			
			中运	客运	主运	交司时刻	客气	主气	客主加临	交司时刻
孟春	正月庚寅	立春 雨水	水运不及	少羽	少角	庚辰年大寒日巳时初初刻起	厥阴风木（司天）	厥阴风木	初 主气厥阴风木 客气阳明燥金	气 自庚辰年大寒日巳初，至春分日卯初
仲春	二月辛卯	惊蛰 春分					少阴君火（左间）	少阴君火	二 主气少阴君火 客气太阳寒水	气 自春分日卯正，至小满日丑正
季春	三月壬辰	清明 谷雨		太角	太徵	春分后十三日巳时正一刻起				
孟夏	四月癸巳	立夏 小满					太阳寒水（右间）	少阳相火	三 主气少阳相火 客气厥阴风木	气 自小满日寅初，至大暑日子初
仲夏	五月甲午	芒种 夏至		少徵	少宫	芒种后十日午时初二刻起				
季夏	六月乙未	小暑 大暑					少阳相火（在泉）	太阴湿土	四 主气太阴湿土 客气少阴君火	气 自大暑日子正，至秋分日戌正
孟秋	七月丙申	立秋 处暑		太宫	太商	处暑后七日午时正三刻起				
仲秋	八月丁酉	白露 秋分					阳明燥金（左间）	阳明燥金	五 主气阳明燥金 客气太阴湿土	气 自秋分日亥初，至小雪日酉初
季秋	九月戊戌	寒露 霜降								
孟冬	十月己亥	立冬 小雪		少商	少羽	立冬后四日未时初四刻起	太阴湿土（右间）	太阳寒水	六 主气太阳寒水 客气少阳相火	气 自小雪日酉正，至大寒日未正
仲冬	十一月庚子	大雪 冬至								
季冬	十二月辛丑	小寒 大寒								

壬　午　年

四季	月建	二十四节气	五运				六气			
			中运	客运	主运	交司时刻	客气	主气	客主加临	交司时刻
孟春	正月壬寅	立春 雨水	木运太过	太角	大角	辛巳年大寒日申时初初刻起	司天 少阴君火	厥阴风木	初 主气厥阴风木 客气太阳寒水	初之气 自辛巳年大寒日申初，至本年春分日午初
仲春	二月癸卯	惊蛰 春分					左间 太阴湿土			
季春	三月甲辰	清明 谷雨						少阴君火	二 主气少阴君火 客气厥阴风木	二之气 自春分日午正，至小满日辰正
孟夏	四月乙巳	立夏 小满		少徵	少徵	春分后十三日申时正一刻起				
仲夏	五月丙午	芒种 夏至		太宫	太宫	芒种后十日酉时初二刻起	右间 厥阴风木	少阳相火	三 主气少阳相火 客气少阴君火	三之气 自小满日巳初，至大暑日卯初
季夏	六月丁未	小暑 大暑								
孟秋	七月戊申	立秋 处暑					在泉 阳明燥金	太阴湿土	四 主气太阴湿土 客气太阴湿土	四之气 自大暑日卯正，至秋分日丑正
仲秋	八月己酉	白露 秋分		少商	少商	处暑后七日酉时正三刻起				
季秋	九月庚戌	寒露 霜降					左间 太阳寒水	阳明燥金	五 主气阳明燥金 客气少阳相火	五之气 自秋分日子初，至小雪日子正
孟冬	十月辛亥	立冬 小雪		太羽	太羽	立冬后四日戌时初四刻起				
仲冬	十一月壬子	大雪 冬至					右间 少阳相火	太阳寒水	六 主气太阳寒水 客气阳明燥金	六之气 自小雪日子正，至大寒日戌正
季冬	十二月癸丑	小寒 大寒								

癸 未 年

四季	月建	二十四节气	中运	主运	客运	交司时刻	客气	主气	客主加临	交司时刻
										气
孟春	正月甲寅	立春 雨水	火运不及	太角	少徵	壬午年大寒日亥时初初刻起	司天 太阴湿土	厥阴风木	**初** 主气 厥阴风木 客气 厥阴风木	自壬午年大寒日亥初，至春分日酉正
仲春	二月乙卯	惊蛰 春分					左间 少阳相火			
										气
季春	三月丙辰	清明 谷雨		少徵	太宫	春分后十三日亥时正一刻起		少阴君火	**二** 主气 少阴君火 客气 少阴君火	自春分日酉正，至小满日未正
孟夏	四月丁巳	立夏 小满					右间 少阴君火			
										气
仲夏	五月戊午	芒种 夏至		太宫	少商	芒种后十日子时初二刻起	少阳相火	少阳相火	**三** 主气 少阳相火 客气 太阴湿土	自小满日申初，至大暑日午正
季夏	六月己未	小暑 大暑								
										气
孟秋	七月庚申	立秋 处暑		少商	太羽	处暑后七日子时正三刻起	在泉 太阳寒水	太阴湿土	**四** 主气 太阴湿土 客气 少阳相火	自大暑日午正，至秋分日辰正
仲秋	八月辛酉	白露 秋分								
										气
季秋	九月壬戌	寒露 霜降		太羽	少角	立冬后四日丑时初四刻起	左间 厥阴风木	阳明燥金	**五** 主气 阳明燥金 客气 阳明燥金	自秋分日巳初，至小雪日卯初
孟冬	十月癸亥	立冬 小雪								
										气
仲冬	十一月甲子	大雪 冬至					右间 阳明燥金	太阳寒水	**六** 主气 太阳寒水 客气 太阳寒水	自小雪日卯正，至大寒日丑正
季冬	十二月乙丑	小寒 大寒								

153

甲 申 年

四季	月建	二十四节气	五运			交司时刻	六气			交司时刻
			中运	客运	主运		客气	主气	客主加临	
孟春	正月丙寅	立春 雨水	土运太过	太宫	太角	癸未年大寒日寅时初初刻起	司天 少阳相火	厥阴风木	初 主气厥阴风木 客气少阳相火	自癸未年大寒日寅初,至春分日戌初
仲春	二月丁卯	惊蛰 春分								
季春	三月戊辰	清明 谷雨		少商	少徵	春分后十三日寅时正一刻起	左间 阳明燥金	少阴君火	二 主气少阴君火 客气阳明燥金	自春分日戌正,至小满日亥正
孟夏	四月己巳	立夏 小满					右间 太阴湿土	少阳相火	三 主气少阳相火 客气太阴湿土	自小满日亥初,至大暑日酉初
仲夏	五月庚午	芒种 夏至		太羽	太宫	芒种后十日卯时初二刻起				
季夏	六月辛未	小暑 大暑					在泉 厥阴风木	太阴湿土	四 主气太阴湿土 客气厥阴风木	自大暑日酉正,至秋分日未正
孟秋	七月壬申	立秋 处暑		少角	少商	处暑后七日卯时正三刻起		阳明燥金		
仲秋	八月癸酉	白露 秋分					左间 少阴君火		五 主气阳明燥金 客气少阴君火	自秋分日申初,至小雪日午初
季秋	九月甲戌	寒露 霜降						阳明燥金		
孟冬	十月乙亥	立冬 小雪		太徵	太羽	立冬后四日辰时初四刻起	右间 太阳寒水	太阳寒水	六 主气太阳寒水 客气太阳寒水	自小雪日午正,至大寒日辰正
仲冬	十一月丙子	大雪 冬至								
季冬	十二月丁丑	小寒 大寒								

154

乙 酉 年

四季	月 建	二十四节气	中运	客运	主运	交司时刻	客气	主气	客主加临	交司时刻
孟春	正月戊寅	立春 雨水	金运不及（太乙天符，岁会）	少商	太角	甲申年大寒日巳时初初刻起	司天 阳明燥金	厥阴风木	初 主气厥阴风木 客气太阴湿土	自甲申年大寒日卯初，至春分日卯初 气
仲春	二月己卯	惊蛰 春分		太羽	少徵	春分后十三日巳时正一刻起	左间 太阳寒水	少阴君火	二 主气少阴君火 客气少阳相火	自春分日卯正，至小满日丑正 气
季春	三月庚辰	清明 谷雨					右间 少阳相火			
孟夏	四月辛巳	立夏 小满		少角	太宫	芒种后十日午时初二刻起	少阳相火	少阳相火	三 主气少阳相火 客气阳明燥金	自小满日寅初，至大暑日子初 气
仲夏	五月壬午	芒种 夏至					在泉 少阴君火	太阴湿土	四 主气太阴湿土 客气太阳寒水	自大暑日子正，至秋分日戌正 气
季夏	六月癸未	小暑 大暑		太徵	少商	处暑后七日未时正三刻起	左间 少阴君火			
孟秋	七月甲申	立秋 处暑					右间 厥阴风木			
仲秋	八月乙酉	白露 秋分					阳明燥金	阳明燥金	五 主气阳明燥金 客气厥阴风木	自秋分日亥初，至小雪日酉初 气
季秋	九月丙戌	寒露 霜降		少宫	太羽	立冬后四日申时初四刻起	太阴湿土			
孟冬	十月丁亥	立冬 小雪					厥阴风木	太阳寒水	六 主气太阳寒水 客气少阴君火	自小雪日酉正，至大寒日未正 气
仲冬	十一月戊子	大雪 冬至								
季冬	十二月己丑	小寒 大寒								

丙 戌 年

四季	月建	二十四节气	五运 中运	五运 主运	五运 客运	运 交司时刻	六气 客气	六气 主气	六气 客主加临	气 交司时刻
孟春	正月庚寅	立春 雨水	水运太过（天符）	太角	太羽	乙酉年大寒日申时初初刻起	司天 太阳寒水	厥阴风木	初 主气厥阴风木 客气少阳相火	自乙酉年大寒日申初，至春分日午初（初气）
仲春	二月辛卯	惊蛰 春分					左间 厥阴风木			
季春	三月壬辰	清明 谷雨		少微	少角	春分后十三日申时正二刻起		少阴君火	二 主气少阴君火 客气阳明燥金	自春分日午正，至小满日辰正（二气）
孟夏	四月癸巳	立夏 小满					右间 阳明燥金			
仲夏	五月甲午	芒种 夏至		太宫	太徵	芒种后十日酉时初二刻起		少阳相火	三 主气少阳相火 客气太阳寒水	自小满日辰初，至大暑日寅初（三气）
季夏	六月乙未	小暑 大暑					在泉 太阴湿土			
孟秋	七月丙申	立秋 处暑		少商	少宫	处暑后七日酉时正三刻起		太阴湿土	四 主气太阴湿土 客气厥阴风木	自大暑日卯初，至秋分日丑正（四气）
仲秋	八月丁酉	白露 秋分					左间 少阳相火			
季秋	九月戊戌	寒露 霜降		太羽	太商	立冬后四日戌时初四刻起		阳明燥金	五 主气阳明燥金 客气少阴君火	自秋分日丑初，至小雪日子正（五气）
孟冬	十月己亥	立冬 小雪					右间 少阴君火			
仲冬	十一月庚子	大雪 冬至						太阳寒水	六 主气太阳寒水 客气太阴湿土	自小雪日子初，至大寒日戌正（六气）
季冬	十二月辛丑	小寒 大寒								

丁 亥 年

四季	月建	二十四节气	五运 中运	五运 主运	五运 客运	五运 交司时刻	六气 客气	六气 主气	六气 客主加临	六气 交司时刻
孟春	正月壬寅	立春 雨水	木运不及（天符）	少角	少角	丙戌年大寒日亥初初刻起	司天 厥阴风木	厥阴风木	初 主气厥阴风木 客气阳明燥金	气 自丙戌年大寒日亥初，至春分日酉正
仲春	二月癸卯	惊蛰 春分					左间 少阴君火			
季春	三月甲辰	清明 谷雨		太徵	太徵	春分后十三日亥时正一刻起		少阴君火	二 主气少阴君火 客气太阳寒水	气 自春分日酉正，至小满日未正
孟夏	四月乙巳	立夏 小满					右间 太阳寒水			
仲夏	五月丙午	芒种 夏至		少宫	少宫	芒种后十日子时初二刻起		少阳相火	三 主气少阳相火 客气厥阴风木	气 自小满日未正，至大暑日午初
季夏	六月丁未	小暑 大暑					在泉 少阳相火			
孟秋	七月戊申	立秋 处暑		太商	太商	处暑后七日子时正三刻起		太阴湿土	四 主气太阴湿土 客气少阴君火	气 自大暑日午初，至秋分日辰正
仲秋	八月己酉	白露 秋分					左间 阳明燥金			
季秋	九月庚戌	寒露 霜降		少羽	少羽	立冬后四日丑时初四刻起		阳明燥金	五 主气阳明燥金 客气太阴湿土	气 自秋分日辰正，至小雪日卯初
孟冬	十月辛亥	立冬 小雪					右间 太阴湿土			
仲冬	十一月壬子	大雪 冬至						太阳寒水	六 主气太阳寒水 客气少阳相火	气 自小雪日卯初，至大寒日丑正
季冬	十二月癸丑	小寒 大寒								

157

戊 子 年

四季	月建	二十四节气	中运	客运	主运	交司时刻	客气	主气	客主加临	交司时刻
									六 气	
孟春	正月甲寅	立春 雨水	火运太过（天符）	太徵	少角	丁亥年大寒日寅时初初刻起	司天 少阴君火	厥阴风木	初 主气厥阴风木 客气太阳寒水	自丁亥年大寒日寅初，至春分日子初
仲春	二月乙卯	惊蛰 春分					左间 太阴湿土			
季春	三月丙辰	清明 谷雨		少宫	太徵	春分后十三日寅时正一刻起	右间 厥阴风木	少阴君火	二 主气少阴君火 客气厥阴风木	自春分日子正，至小满日戌正
孟夏	四月丁巳	立夏 小满								
仲夏	五月戊午	芒种 夏至		少商	少宫	芒种后十日卯时初二刻起	在泉 阳明燥金	少阳相火	三 主气少阳相火 客气少阴君火	自小满日亥正，至大暑日酉初
季夏	六月己未	小暑 大暑								
孟秋	七月庚申	立秋 处暑		少羽	太商	处暑后七日卯时正三刻起	左间 太阳寒水	太阴湿土	四 主气太阴湿土 客气太阴湿土	自大暑日酉正，至秋分日未正
仲秋	八月辛酉	白露 秋分								
季秋	九月壬戌	寒露 霜降					右间 少阳相火	阳明燥金	五 主气阳明燥金 客气少阳相火	自秋分日申初，至小雪日午初
孟冬	十月癸亥	立冬 小雪		太角	少羽	立冬后四日辰时初四刻起				
仲冬	十一月甲子	大雪 冬至						太阳寒水	六 主气太阳寒水 客气阳明燥金	自小雪日午正，至大寒日辰正
季冬	十二月乙丑	小寒 大寒								

己 丑 年

四季	月建	二十四节气	五运 中运	五运 客运	五运 主运	五运 交司时刻	六气 客气	六气 主气	六气 客主加临	六气 交司时刻
孟春	正月丙寅	立春 雨水	土运不及（太乙天符，岁会）	少宫	少角	戊子年大寒日巳时初初刻起	司天 太阴湿土	厥阴风木	初 主气厥阴风木 客气厥阴风木	初 气 自戊子年大寒日巳初，至本年春分日卯正
仲春	二月丁卯	惊蛰 春分					左间 少阳相火			
季春	三月戊辰	清明 谷雨		太商	太徵	春分后十三日巳时正一刻起		少阴君火	二 主气少阴君火 客气少阴君火	二 气 自春分日卯正，至小满日丑正
孟夏	四月己巳	立夏 小满					右间 少阴君火			
仲夏	五月庚午	芒种 夏至		少羽	少宫	芒种后十日午时初二刻起		少阳相火	三 主气少阳相火 客气太阴湿土	三 气 自小满日丑正，至大暑日子正
季夏	六月辛未	小暑 大暑					在泉 太阳寒水			
孟秋	七月壬申	立秋 处暑		太角	太商	处暑后七日午时正三刻起		太阴湿土	四 主气太阴湿土 客气少阳相火	四 气 自大暑日子正，至秋分日戌正
仲秋	八月癸酉	白露 秋分					左间 厥阴风木			
季秋	九月甲戌	寒露 霜降		少徵	少羽	立冬后四日未时初四刻起		阳明燥金	五 主气阳明燥金 客气阳明燥金	五 气 自秋分日戌正，至小雪日酉初
孟冬	十月乙亥	立冬 小雪					右间 阳明燥金			
仲冬	十一月丙子	大雪 冬至						太阳寒水	六 主气太阳寒水 客气太阳寒水	六 气 自小雪日酉初，至大寒日未正
季冬	十二月丁丑	小寒 大寒								

庚 寅 年

四季	月建	二十四节气	五运 中运	五运 客运	五运 主运	五运 交司时刻	六气 客气	六气 主气	六气 客主加临	六气 交司时刻
孟春	正月戊寅	立春	金运太过	太商	少角	己丑年大寒日申时初初刻起	司天 少阳相火	厥阴风木	初 主气厥阴风木 客气少阴君火	初气 自己丑年大寒日寅初，至本年春分日午初
		雨水								
仲春	二月己卯	惊蛰								
		春分								
季春	三月庚辰	清明		少羽	太徵	春分后十三日申时正一刻起	左间 阳明燥金	少阴君火	二 主气少阴君火 客气太阴湿土	二气 自春分日午正，至小满日辰正
		谷雨								
孟夏	四月辛巳	立夏					右间 太阴湿土			
		小满								
仲夏	五月壬午	芒种		太角	少宫	芒种后十日酉时初二刻起		少阳相火	三 主气少阳相火 客气少阳相火	三气 自小满日辰正，至大暑日卯初
		夏至								
季夏	六月癸未	小暑					在泉 厥阴风木			
		大暑								
孟秋	七月甲申	立秋		少徵	太商	处暑后七日酉时正三刻起		太阴湿土	四 主气太阴湿土 客气阳明燥金	四气 自大暑日卯初，至秋分日子正
		处暑								
仲秋	八月乙酉	白露					左间 少阴君火			
		秋分								
季秋	九月丙戌	寒露						阳明燥金	五 主气阳明燥金 客气太阳寒水	五气 自秋分日子正，至小雪日戌正
		霜降								
孟冬	十月丁亥	立冬		太宫	少羽	立冬后四日戌时初四刻起	右间 太阳寒水			
		小雪								
仲冬	十一月戊子	大雪						太阳寒水	六 主气太阳寒水 客气厥阴风木	六气 自小雪日戌正，至大寒日酉正
		冬至								
季冬	十二月己丑	小寒								
		大寒								

辛卯年

四季	月建	二十四节气	五运				六气			
			中运	客运	主运	交司时刻	客气	主气	客主加临	交司时刻
孟春	正月庚寅	立春 雨水	水运不及	少羽	少角	庚寅年大寒日亥初初刻起	司天 阳明燥金	厥阴风木	初 主气厥阴风木 客气太阴湿土	气 自庚寅年大寒日亥初，至春分日酉初
仲春	二月辛卯	惊蛰 春分		太角	太徵	春分后十三日亥时正一刻起	左间 太阳寒水	少阴君火	二 主气少阴君火 客气少阳相火	气 自春分日酉正，至小满日未正
季春	三月壬辰	清明 谷雨								
孟夏	四月癸巳	立夏 小满					右间 少阳相火	少阳相火	三 主气少阳相火 客气阳明燥金	气 自小满日申初，至大暑日午初
仲夏	五月甲午	芒种 夏至		少徵	少宫	芒种后十日子时初二刻起				
季夏	六月乙未	小暑 大暑					在泉 少阴君火	太阴湿土	四 主气太阴湿土 客气太阳寒水	气 自大暑日午正，至秋分日辰正
孟秋	七月丙申	立秋 处暑		太宫	太商	处暑后七日子时正三刻起				
仲秋	八月丁酉	白露 秋分					左间 太阴湿土	阳明燥金	五 主气阳明燥金 客气厥阴风木	气 自秋分日巳初，至小雪日卯初
季秋	九月戊戌	寒露 霜降								
孟冬	十月己亥	立冬 小雪		少商	少羽	立冬后四日丑时初四刻起	右间 厥阴风木	太阳寒水	六 主气太阳寒水 客气少阴君火	气 自小雪日卯正，至大寒日丑正
仲冬	十一月庚子	大雪 冬至								
季冬	十二月辛丑	小寒 大寒								

壬辰年

四季	月建	二十四节气	五运 中运	五运 客运	五运 主运	五运 交司时刻	六气 客气	六气 主气	六气 客主加临	六气 交司时刻
孟春	正月壬寅	立春 / 雨水	木运太过	太角	太角	辛卯年大寒日寅初初刻起	司天 太阳寒水	厥阴风木	初 主气厥阴风木 客气少阳相火	气 自辛卯年大寒日寅初,至春分日子初
仲春	二月癸卯	惊蛰 / 春分								
季春	三月甲辰	清明 / 谷雨		少徵	少徵	春分后十三日寅时正一刻起	左间 厥阴风木	少阴君火	二 主气少阴君火 客气阳明燥金	气 自春分日子正,至小满日戌正
孟夏	四月乙巳	立夏 / 小满								
仲夏	五月丙午	芒种 / 夏至		太宫	太宫	芒种后十日卯时初二刻起	右间 阳明燥金	少阳相火	三 主气少阳相火 客气太阳寒水	气 自小满日亥初,至大暑日酉初
季夏	六月丁未	小暑 / 大暑					在泉 太阴湿土	太阴湿土	四 主气太阴湿土 客气厥阴风木	气 自大暑日酉正,至秋分日未正
孟秋	七月戊申	立秋 / 处暑		少商	少商	处暑后七日卯时正三刻起				
仲秋	八月己酉	白露 / 秋分					左间 少阳相火	阳明燥金	五 主气阳明燥金 客气少阴君火	气 自秋分日申初,至小雪日午初
季秋	九月庚戌	寒露 / 霜降								
孟冬	十月辛亥	立冬 / 小雪		太羽	太羽	立冬后四日辰时初四刻起	右间 少阴君火	太阳寒水	六 主气太阳寒水 客气太阴湿土	气 自小雪日午正,至大寒日辰正
仲冬	十一月壬子	大雪 / 冬至								
季冬	十二月癸丑	小寒 / 大寒								

癸巳年

四季	月建	二十四节气	中运	客运	主运	交司时刻（五运）	客气	主气	客主加临	交司时刻（六气）
孟春	正月甲寅	立春／雨水	火运不及（类岁会）	少徵	太角	壬辰年大寒日巳时初初刻起	司天　厥阴风木	厥阴风木	初　主气厥阴风木／客气阳明燥金	初气：自壬辰年大寒日巳初，至春分日卯初
仲春	二月乙卯	惊蛰／春分								
季春	三月丙辰	清明／谷雨		太宫	少徵	春分后十三日巳时正一刻起	左间　少阴君火	少阴君火	二　主气少阴君火／客气太阳寒水	二气：自春分日卯正，至小满日丑正
孟夏	四月丁巳	立夏／小满					右间　太阳寒水			
仲夏	五月戊午	芒种／夏至		少商	太宫	芒种后十日午时初二刻起		少阳相火	三　主气少阳相火／客气厥阴风木	三气：自小满日寅初，至大暑日子初
季夏	六月己未	小暑／大暑					在泉　少阳相火			
孟秋	七月庚申	立秋／处暑		太羽	少商	处暑后七日午时正三刻起		太阴湿土	四　主气太阴湿土／客气少阴君火	四气：自大暑日子正，至秋分日戌正
仲秋	八月辛酉	白露／秋分					左间　阳明燥金	阳明燥金	五　主气阳明燥金／客气太阴湿土	五气：自秋分日酉初，至小雪日酉初
季秋	九月壬戌	寒露／霜降					右间　太阴湿土			
孟冬	十月癸亥	立冬／小雪		少角	太羽	立冬后四日未时初四刻起		太阳寒水	六　主气太阳寒水／客气少阳相火	六气：自小雪日未正，至大寒日未正
仲冬	十一月甲子	大雪／冬至								
季冬	十二月乙丑	小寒／大寒								

甲午 年

四季	月建	二十四节气	中运	五运 客运	五运 主运	交司时刻	六气 客气	六气 主气	六气 客主加临	交司时刻
孟春	正月丙寅	立春 雨水	土运太过	太宫	太角	癸巳年大寒日申时初初刻起	司天 少阴君火	厥阴风木	初 主气厥阴风木 客气太阳寒水	初之气 自癸巳年大寒日寅初,至本年春分日子初
仲春	二月丁卯	惊蛰 春分		少商	少徵	春分后十三日申时正一刻起	左间 太阴湿土	少阴君火	二 主气少阴君火 客气厥阴风木	二之气 自春分日寅正,至小满日辰正
季春	三月戊辰	清明 谷雨								
孟夏	四月己巳	立夏 小满					右间 厥阴风木	少阳相火	三 主气少阳相火 客气少阴君火	三之气 自小满日巳初,至大暑日卯初
仲夏	五月庚午	芒种 夏至		太羽	太宫	芒种后十日酉时初二刻起				
季夏	六月辛未	小暑 大暑					在泉 阳明燥金	太阴湿土	四 主气太阴湿土 客气太阴湿土	四之气 自大暑日卯正,至秋分日丑正
孟秋	七月壬申	立秋 处暑		少角	少商	处暑后七日酉时正三刻起	左间 太阳寒水	阳明燥金	五 主气阳明燥金 客气少阳相火	五之气 自秋分日寅初,至小雪日子初
仲秋	八月癸酉	白露 秋分								
季秋	九月甲戌	寒露 霜降					右间 少阳相火	太阳寒水	六 主气太阳寒水 客气阳明燥金	六之气 自小雪日子正,至大寒日戌正
孟冬	十月乙亥	立冬 小雪		太徵	太羽	立冬后四日戌时初四刻起				
仲冬	十一月丙子	大雪 冬至								
季冬	十二月丁丑	小寒 大寒								

乙 未 年

四季	月建	二十四节气	中运	客运	主运	交司时刻（运）	客气	主气	客主加临	交司时刻（气）
孟春	正月戊寅	立春 雨水	金运不及	少商	大角	甲午年大寒日亥时初初刻起	司天 太阴湿土	厥阴风木	初 主气厥阴风木 客气厥阴风木	气 自甲午年大寒日亥初，至本年春分日酉初
仲春	二月己卯	惊蛰 春分					左间 少阳相火			
季春	三月庚辰	清明 谷雨		太羽	少徵	春分后十三日亥时正一刻起	右间 少阴君火	少阴君火	二 主气少阴君火 客气少阴君火	气 自春分日酉正，至小满日未正
孟夏	四月辛巳	立夏 小满					少阴君火			
仲夏	五月壬午	芒种 夏至		少角	大宫	芒种后十日子时初二刻起	右间 少阴君火	少阳相火	三 主气少阳相火 客气太阴湿土	气 自小满日申初，至大暑日午初
季夏	六月癸未	小暑 大暑					在泉 太阳寒水	太阴湿土	四 主气太阴湿土 客气少阳相火	气 自大暑日午正，至秋分日辰正
孟秋	七月甲申	立秋 处暑		太徵	少商	处暑后七日子时正三刻起				
仲秋	八月乙酉	白露 秋分					左间 厥阴风木	阳明燥金	五 主气阳明燥金 客气阳明燥金	气 自秋分日巳初，至小雪日卯初
季秋	九月丙戌	寒露 霜降								
孟冬	十月丁亥	立冬 小雪		少宫	太羽	立冬后四日丑时初四刻起	右间 阳明燥金	太阳寒水	六 主气太阳寒水 客气太阳寒水	气 自小雪日卯正，至大寒日丑正
仲冬	十一月戊子	大雪 冬至								
季冬	十二月己丑	小寒 大寒								

丙申年

四季	月建	二十四节气	中运	客运	主运	运交司时刻	客气	主气	客主加临	交司时刻
孟春	正月庚寅	立春 雨水	水运太过	太羽	太角	乙未年大寒日寅时初初刻起	司天 少阳相火	厥阴风木	初 主气厥阴风木 客气少阳相火	初气 自乙未年大寒日寅初，至春分日子正
仲春	二月辛卯	惊蛰 春分		少角	少徵	春分后十三日寅时正一刻起	左间 阳明燥金	少阴君火	二 主气少阴君火 客气太阴湿土	二气 自春分日子正，至小满日戌正
季春	三月壬辰	清明 谷雨					右间 太阴湿土			
孟夏	四月癸巳	立夏 小满		太徵	太宫	芒种后十日卯时初二刻起		少阳相火	三 主气少阳相火 客气少阳相火	三气 自小满日亥初，至大暑日酉正
仲夏	五月甲午	芒种 夏至					在泉 厥阴风木			
季夏	六月乙未	小暑 大暑		少宫	少商	处暑后七日卯时正三刻起	左间 少阴君火	太阴湿土	四 主气太阴湿土 客气阳明燥金	四气 自大暑日酉初，至秋分日未正
孟秋	七月丙申	立秋 处暑						阳明燥金	五 主气阳明燥金 客气太阳寒水	五气 自秋分日申初，至小雪日午正
仲秋	八月丁酉	白露 秋分					右间 太阳寒水			
季秋	九月戊戌	寒露 霜降		太商	太羽	立冬后四日辰时初四刻起		太阳寒水	六 主气太阳寒水 客气厥阴风木	六气 自小雪日午正，至大寒日辰正
孟冬	十月己亥	立冬 小雪								
仲冬	十一月庚子	大雪 冬至								
季冬	十二月辛丑	小寒 大寒								

丁 酉 年

四季	月建	二十四节气	五运 中运	五运 主运	五运 客运	五运 交司时刻	六气 客气	六气 主气	六气 客主加临	六气 交司时刻
孟春	正月壬寅	立春 雨水	木运不及	少角	少角	丙申年大寒日巳时初初刻起	司天 阳明燥金	厥阴风木	初 主气厥阴风木 客气太阴湿土	气 自丙申年大寒日卯初，至春分日卯初
仲春	二月癸卯	惊蛰 春分								
季春	三月甲辰	清明 谷雨		太徵	太徵	春分后十三日巳时正一刻起	左间 太阳寒水	少阴君火	二 主气少阴君火 客气少阳相火	气 自春分日卯正，至小满日丑正
孟夏	四月乙巳	立夏 小满								
仲夏	五月丙午	芒种 夏至		少宫	少宫	芒种后十日午时初二刻起	右间 少阳相火	少阳相火	三 主气少阳相火 客气阳明燥金	气 自小满日寅正，至大暑日子初
季夏	六月丁未	小暑 大暑					少阴君火（在泉）			
孟秋	七月戊申	立秋 处暑		太商	太商	处暑后七日午时正三刻起	在泉 少阴君火	太阴湿土	四 主气太阴湿土 客气太阳寒水	气 自大暑日子正，至秋分日戌正
仲秋	八月己酉	白露 秋分					左间 少阴君火			
季秋	九月庚戌	寒露 霜降		少羽	少羽	立冬后四日未时初四刻起	左间 太阴湿土	阳明燥金	五 主气阳明燥金 客气厥阴风木	气 自秋分日亥初，至小雪日酉初
孟冬	十月辛亥	立冬 小雪								
仲冬	十一月壬子	大雪 冬至					右间 厥阴风木	太阳寒水	六 主气太阳寒水 客气少阴君火	气 自小雪日酉正，至大寒日未正
季冬	十二月癸丑	小寒 大寒								

戊 戌 年

四季	月建	二十四节气	中运	五运客运	五运主运	五运交司时刻	客气	六气主气	客主加临	六气交司时刻
孟春	正月甲寅	立春 / 雨水	火运太过	太徵	少角	丁酉年大寒日申时初初刻起	太阳寒水（司天）	厥阴风木	初：主气厥阴风木　客气少阳相火	初气：自丁酉年大寒日申初，至春分日午初
仲春	二月乙卯	惊蛰 / 春分		少宫	太徵	春分后十三日申时正一刻起	厥阴风木（左间）	少阴君火	二：主气少阴君火　客气阳明燥金	二气：自春分日午正，至小满日辰正
季春	三月丙辰	清明 / 谷雨					阳明燥金（右间）	少阳相火	三：主气少阳相火　客气太阳寒水	三气：自小满日巳初，至大暑日卯初
孟夏	四月丁巳	立夏 / 小满		太商	少宫	芒种后十日酉时初二刻起	太阴湿土（在泉）	太阴湿土	四：主气太阴湿土　客气厥阴风木	四气：自大暑日卯正，至秋分日丑正
仲夏	五月戊午	芒种 / 夏至					少阳相火（左间）	少阳相火	五：主气阳明燥金　客气少阴君火	五气：自秋分日寅初，至小雪日子初
季夏	六月己未	小暑 / 大暑		少羽	太商	处暑后七日戌时正三刻起	少阴君火（右间）	太阴湿土	六：主气太阳寒水　客气太阴湿土	六气：自小雪日子正，至大寒日戌正
孟秋	七月庚申	立秋 / 处暑						阳明燥金		
仲秋	八月辛酉	白露 / 秋分								
季秋	九月壬戌	寒露 / 霜降		太角	少羽	立冬后四日戌时初四刻起		阳明燥金		
孟冬	十月癸亥	立冬 / 小雪								
仲冬	十一月甲子	大雪 / 冬至						太阳寒水		
季冬	十二月乙丑	小寒 / 大寒								

己 亥 年

四季	月建	二十四节气	中运	客运	主运	交司时刻（五运）	客气	主气	客主加临	交司时刻（六气）
孟春	正月丙寅	立春 雨水	土运不及	少宫	少角	戊戌年大寒日亥时初初刻起	司天 厥阴风木	厥阴风木	初 主气厥阴风木 客气阳明燥金	初气 自戊戌年大寒日亥初，至春分日酉初
仲春	二月丁卯	惊蛰 春分								
季春	三月戊辰	清明 谷雨		太商	太徵	春分后十三日亥时正一刻起	左间 少阴君火	少阴君火	二 主气少阴君火 客气太阳寒水	二气 自春分日酉正，至小满日未正
孟夏	四月己巳	立夏 小满					右间 太阳寒水			
仲夏	五月庚午	芒种 夏至		少羽	少宫	芒种后十日子时初二刻起		少阳相火	三 主气少阳相火 客气厥阴风木	三气 自小满日申初，至大暑日午初
季夏	六月辛未	小暑 大暑					太阳寒水			
孟秋	七月壬申	立秋 处暑		太角	太商	处暑后七日子时正三刻起	在泉 少阳相火	太阴湿土	四 主气太阴湿土 客气少阴君火	四气 自大暑日午正，至秋分日辰正
仲秋	八月癸酉	白露 秋分					左间 阳明燥金			
季秋	九月甲戌	寒露 霜降		少徵	少羽	立冬后四日丑时初四刻起	阳明燥金	阳明燥金	五 主气阳明燥金 客气太阴湿土	五气 自秋分日巳初，至小雪日卯初
孟冬	十月乙亥	立冬 小雪					右间 太阴湿土			
仲冬	十一月丙子	大雪 冬至					太阴湿土	太阳寒水	六 主气太阳寒水 客气少阳相火	六气 自小雪日卯正，至大寒日丑正
季冬	十二月丁丑	小寒 大寒								

庚子年

四季	月建	二十四节气	中运	五运 客运	五运 主运	交司时刻	六气 客气	六气 主气	客主加临	六气 交司时刻
孟春	正月戊寅	立春 雨水	金运太过（同天符）	太商	少角	己亥年大寒日寅时初初刻起	司天 少阴君火	厥阴风木	初 主气厥阴风木 客气太阳寒水	气 自己亥年大寒日寅初，至本年春分日子初
仲春	二月己卯	惊蛰 春分					左间 太阴湿土			
季春	三月庚辰	清明 谷雨		少羽	太徵	春分后十三日寅时正正一刻起		少阴君火	二 主气少阴君火 客气厥阴风木	气 自春分日子正，至小满日戌正
孟夏	四月辛巳	立夏 小满					右间 厥阴风木			
仲夏	五月壬午	芒种 夏至		太角	少宫	芒种后十日卯时初二刻起		少阳相火	三 主气少阳相火 客气少阴君火	气 自小满日戌初，至大暑日酉初
季夏	六月癸未	小暑 大暑					在泉 阳明燥金			
孟秋	七月甲申	立秋 处暑		少徵	太商	处暑后己日卯时正三刻起		太阴湿土	四 主气太阴湿土 客气太阴湿土	气 自大暑日酉正，至秋分日未正
仲秋	八月乙酉	白露 秋分					左间 太阳寒水			
季秋	九月丙戌	寒露 霜降		太宫	少羽	立冬后四日辰时初四刻起		阳明燥金	五 主气阳明燥金 客气少阳相火	气 自秋分日申初，至小雪日午初
孟冬	十月丁亥	立冬 小雪					右间 少阳相火			
仲冬	十一月戊子	大雪 冬至						太阳寒水	六 主气太阳寒水 客气阳明燥金	气 自小雪日午正，至大寒日辰正
季冬	十二月己丑	小寒 大寒								

辛丑年

四季	月建	二十四节气	五运 中运	五运 客运	五运 主运	五运 交司时刻	六气 客气	六气 主气	六气 客主加临	六气 交司时刻
孟春	正月庚寅	立春 雨水	水运不及（同岁会）	少羽	少角	大寒日庚子时初初刻起	司天 太阴湿土	厥阴风木	初 主气厥阴风木 客气厥阴风木	自庚子岁大寒日巳初，至本年春分日卯初
仲春	二月辛卯	惊蛰 春分					左间 少阳相火	少阴君火		
季春	三月壬辰	清明 谷雨		太角	太徵	春分后十三日巳时正一刻起			二 主气少阴君火 客气少阴君火	自春分日卯正，至小满日丑正
孟夏	四月癸巳	立夏 小满					右间 少阴君火	少阳相火		
仲夏	五月甲午	芒种 夏至		少徵	少宫	芒种后十日午时初二刻起			三 主气少阳相火 客气太阴湿土	自小满日寅正，至大暑日子初
季夏	六月乙未	小暑 大暑					少阴君火	太阴湿土		
孟秋	七月丙申	立秋 处暑		太宫	太商	处暑后七日午时正三刻起	在泉 太阳寒水		四 主气太阴湿土 客气少阳相火	自大暑日子正，至秋分日戌正
仲秋	八月丁酉	白露 秋分						阳明燥金		
季秋	九月戊戌	寒露 霜降					左间 厥阴风木		五 主气阳明燥金 客气阳明燥金	自秋分日亥初，至小雪日酉初
孟冬	十月己亥	立冬 小雪		少商	少羽	立冬后四日未时初四刻起				
仲冬	十一月庚子	大雪 冬至					右间 阳明燥金	太阳寒水	六 主气太阳寒水 客气太阳寒水	自小雪日酉正，至大寒日未正
季冬	十二月辛丑	小寒 大寒								

壬寅年

四季	月建	二十四节气	中运	客运	主运	交司时刻（五运）	客气	主气	客主加临	交司时刻（气）
孟春	正月壬寅	立春 雨水	木运太过（同天符，类岁会）	太角	太角	辛丑年大寒日申时初初刻起	司天 少阳相火	厥阴风木	初 主气厥阴风木 客气少阴君火	初气 自辛丑年大寒日寅初，至本年春分日午正
仲春	二月癸卯	惊蛰 春分								
季春	三月甲辰	清明 谷雨		少徵	少徵	春分后十三日申时正一刻起	左间 阳明燥金	少阴君火	二 主气少阴君火 客气太阴湿土	二气 自春分日午正，至小满日辰正
孟夏	四月乙巳	立夏 小满					右间 太阴湿土			
仲夏	五月丙午	芒种 夏至		太宫	太宫	芒种后十日酉时初二刻起		少阳相火	三 主气少阳相火 客气少阳相火	三气 自小满日辰正，至大暑日卯初
季夏	六月丁未	小暑 大暑					在泉 厥阴风木	太阴湿土	四 主气太阴湿土 客气阳明燥金	四气 自大暑日卯正，至秋分日丑正
孟秋	七月戊申	立秋 处暑		少商	少商	处暑后七日酉时正三刻起				
仲秋	八月己酉	白露 秋分					左间 少阴君火	阳明燥金	五 主气阳明燥金 客气太阳寒水	五气 自秋分日丑正，至小雪日子初
季秋	九月庚戌	寒露 霜降								
孟冬	十月辛亥	立冬 小雪		太羽	太羽	立冬后四日戌时初四刻起	右间 太阳寒水	太阳寒水	六 主气太阳寒水 客气厥阴风木	六气 自小雪日子正，至大寒日戌正
仲冬	十一月壬子	大雪 冬至								
季冬	十二月癸丑	小寒 大寒								

癸卯年

四季	月建	二十四节气	五运				六气			
			中运	客运	主运	交司时刻	客气	主气	客主加临	交司时刻
孟春	正月甲寅	立春 雨水	火运不及（同岁会）	少徵	太角	壬寅年大寒日亥时初初刻起	司天 阳明燥金	厥阴风木	初 主气厥阴风木 客气太阴湿土	气 自壬寅年大寒日亥初，至春分日酉初
仲春	二月乙卯	惊蛰 春分								
季春	三月丙辰	清明 谷雨		太宫	少徵	春分后十三日亥时正一刻起	左间 太阳寒水	少阴君火	二 主气少阴君火 客气少阳相火	气 自春分日酉正，至小满日未正
孟夏	四月丁巳	立夏 小满					右间 少阳相火	少阳相火	三 主气少阳相火 客气阳明燥金	气 自小满日申初，至大暑日午初
仲夏	五月戊午	芒种 夏至		少商	太宫	芒种后十日子时初二刻起				
季夏	六月己未	小暑 大暑					在泉 少阴君火	太阴湿土	四 主气太阴湿土 客气太阳寒水	气 自大暑日午正，至秋分日辰正
孟秋	七月庚申	立秋 处暑		太羽	少商	处暑后七日子时正三刻起				
仲秋	八月辛酉	白露 秋分					左间 太阴湿土	阳明燥金	五 主气阳明燥金 客气厥阴风木	气 自秋分日巳初，至小雪日卯初
季秋	九月壬戌	寒露 霜降					右间 厥阴风木			
孟冬	十月癸亥	立冬 小雪		少角	太羽	立冬后四日丑时初四刻起		太阳寒水	六 主气太阳寒水 客气少阴君火	气 自小雪日卯正，至大寒日丑正
仲冬	十一月甲子	大雪 冬至								
季冬	十二月乙丑	小寒 大寒								

173

甲辰 年

四季	月建	二十四节气	中运	客运	主运	交司时刻	客气	主气	客主加临	交司时刻
孟春	正月丙寅	立春 / 雨水	土运太过（岁会，同天符）	太宫	太角	癸卯年大寒日寅时初初刻起	司天 太阳寒水	厥阴风木	初 主气厥阴风木 客气少阳相火	气 自癸卯年大寒日寅初，至春分日子正
仲春	二月丁卯	惊蛰 / 春分					左间 厥阴风木			
季春	三月戊辰	清明 / 谷雨		少商	少徵	春分后十三日寅时正一刻起	右间 阳明燥金	少阴君火	二 主气少阴君火 客气阳明燥金	气 自春分日子正，至小满日戌正
孟夏	四月己巳	立夏 / 小满								
仲夏	五月庚午	芒种 / 夏至		太羽	太宫	芒种后十日卯时初二刻起	在泉 太阴湿土	少阳相火	三 主气少阳相火 客气太阳寒水	气 自小满日戌正，至大暑日酉初
季夏	六月辛未	小暑 / 大暑								
孟秋	七月壬申	立秋 / 处暑		少角	少商	处暑后七日卯时正三刻起	左间 少阳相火	太阴湿土	四 主气太阴湿土 客气厥阴风木	气 自大暑日酉初，至秋分日未正
仲秋	八月癸酉	白露 / 秋分								
季秋	九月甲戌	寒露 / 霜降		太徵	太羽	立冬后四日辰时初四刻起	右间 少阴君火	阳明燥金	五 主气阳明燥金 客气少阴君火	气 自秋分日未正，至小雪日午正
孟冬	十月乙亥	立冬 / 小雪								
仲冬	十一月丙子	大雪 / 冬至						太阳寒水	六 主气太阳寒水 客气太阴湿土	气 自小雪日午正，至大寒日辰正
季冬	十二月丁丑	小寒 / 大寒								

乙 巳 年

四季	月建	二十四节气	五 运						六 气					
			中运	主运	客运	交司时刻			客气	主气	客主加临		交司时刻	
孟春	正月戊寅	立春 雨水	金运不及	太角	少商	甲辰年大寒日巳时初初刻起		初	司天 厥阴风木	厥阴风木	主气厥阴风木 客气阳明燥金		自甲辰年大寒日巳初，至春分日卯初	气
仲春	二月己卯	惊蛰 春分												
季春	三月庚辰	清明 谷雨		少徵	太羽	春分后十三日巳时正一刻起		二	左间 少阴君火	少阴君火	主气少阴君火 客气太阳寒水		自春分日卯正，至小满日丑正	气
孟夏	四月辛巳	立夏 小满												
仲夏	五月壬午	芒种 夏至		太宫	少角	芒种后十日午时初二刻起		三	右间 太阳寒水	少阳相火	主气少阳相火 客气厥阴风木		自小满日寅初，至大暑日子正	气
季夏	六月癸未	小暑 大暑												
孟秋	七月甲申	立秋 处暑		少商	太徵	处暑后七日午时正三刻起		四	在泉 少阳相火	太阴湿土	主气太阴湿土 客气少阴君火		自大暑日子正，至秋分日戌正	气
仲秋	八月乙酉	白露 秋分												
季秋	九月丙戌	寒露 霜降		太羽	少宫	立冬后四日未时初四刻起		五	左间 阳明燥金	阳明燥金	主气阳明燥金 客气太阴湿土		自秋分日戌初，至小雪日酉初	气
孟冬	十月丁亥	立冬 小雪												
仲冬	十一月戊子	大雪 冬至						六	右间 太阴湿土	太阳寒水	主气太阳寒水 客气少阳相火		自小雪日酉正，至大寒日未正	气
季冬	十二月己丑	小寒 大寒												

175

丙 午 年

四季	月 建	二十四节气	五 运 中运	五 运 客运	五 运 主运	五 运 交司时刻	六 气 客气	六 气 主气	六 气 客主加临	六 气 交司时刻
孟春	正月庚寅	立春 雨水	水运太过	太羽	太角	乙巳年大寒日申时初初刻起	司天 少阴君火	厥阴风木	初 主气厥阴风木 客气太阳寒水	气 自乙巳年大寒日申初,至本年春分日午初
仲春	二月辛卯	惊蛰 春分								
季春	三月壬辰	清明 谷雨		少角	少徵	春分后十三日申时初一刻起	左间 太阴湿土	少阴君火	二 主气少阴君火 客气厥阴风木	气 自春分日午正,至小满日卯初
孟夏	四月癸巳	立夏 小满								
仲夏	五月甲午	芒种 夏至		太徵	太宫	芒种后十日酉时初二刻起	右间 厥阴风木	少阳相火	三 主气少阳相火 客气少阴君火	气 自小满日卯正,至大暑日丑初
季夏	六月乙未	小暑 大暑								
孟秋	七月丙申	立秋 处暑		少宫	少商	处暑后七日酉时正一刻起	在泉 阳明燥金	太阴湿土	四 主气太阴湿土 客气太阳寒水	气 自大暑日丑正,至秋分日戌初
仲秋	八月丁酉	白露 秋分								
季秋	九月戊戌	寒露 霜降		太商	太羽	立冬后四日戌初四刻起	左间 太阳寒水	阳明燥金	五 主气阳明燥金 客气少阳相火	气 自秋分日戌正,至小雪日未初
孟冬	十月己亥	立冬 小雪								
仲冬	十一月庚子	大雪 冬至					右间 少阳相火	太阳寒水	六 主气太阳寒水 客气阳明燥金	气 自小雪日未正,至大寒日辰正
季冬	十二月辛丑	小寒 大寒								

丁　未　年

四季	月建	二十四节气	五运 中运	五运 客运	五运 主运	五运 交司时刻	六气 主气	六气 客气	六气 客主加临	六气 交司时刻
孟春	正月壬寅	立春	木运不及	少角	少角	丙午年大寒日亥初初刻起	厥阴风木	司天 太阴湿土	初 主气厥阴风木 客气厥阴风木	自丙午年大寒日亥初，至本年春分日酉初 气
		雨水								
仲春	二月癸卯	惊蛰						左间 少阳相火		
		春分					少阴君火		二 主气少阴君火 客气少阴君火	自春分日酉正，至小满日未正 气
季春	三月甲辰	清明		太徵	太徵	春分后十三日亥正一刻起				
		谷雨						右间 少阴君火		
孟夏	四月乙巳	立夏					少阳相火		三 主气少阳相火 客气太阴湿土	自小满日未初，至大暑日午正 气
		小满								
仲夏	五月丙午	芒种		少宫	少宫	芒种后十日子初二刻起		在泉 太阳寒水		
		夏至							四 主气太阴湿土 客气少阳相火	自大暑日午初，至秋分日辰正 气
季夏	六月丁未	小暑					太阴湿土			
		大暑								
孟秋	七月戊申	立秋		太商	太商	处暑后七日子时正三刻起		左间 厥阴风木	五 主气阳明燥金 客气阳明燥金	自秋分日辰初，至小雪日卯初 气
		处暑								
仲秋	八月己酉	白露					阳明燥金			
		秋分						右间 阳明燥金		
季秋	九月庚戌	寒露							六 主气太阳寒水 客气太阳寒水	自小雪日卯正，至大寒日丑正 气
		霜降								
孟冬	十月辛亥	立冬		少羽	少羽	立冬后四日丑初四刻起	太阳寒水			
		小雪								
仲冬	十一月壬子	大雪								
		冬至								
季冬	十二月癸丑	小寒								
		大寒								

戊申年

四季	月建	二十四节气	中运	主运	客运	交司时刻（五运）	客气	主气	客主加临	交司时刻（六气）
孟春	正月甲寅	立春／雨水	火运太过（天符）	少角	太徵	丁未年大寒日寅时初初刻起	司天 少阳相火	厥阴风木	初 主气厥阴风木 客气少阴君火	气初 自丁未年大寒日寅初，至本年春分日子初
仲春	二月乙卯	惊蛰／春分								
季春	三月丙辰	清明／谷雨		太徵	少宫	春分后十三日寅时正一刻起	左间 阳明燥金		二 主气少阴君火 客气太阴湿土	气二 自春分日子正，至小满日戌正
孟夏	四月丁巳	立夏／小满						少阴君火		
仲夏	五月戊午	芒种／夏至		少宫	太商	芒种后十日卯时初二刻起	右间 太阴湿土		三 主气少阳相火 客气少阳相火	气三 自小满日亥初，至大暑日酉初
季夏	六月己未	小暑／大暑						少阳相火		
孟秋	七月庚申	立秋／处暑		太商	少羽	处暑后七日卯时正三刻起	在泉 厥阴风木		四 主气太阴湿土 客气阳明燥金	气四 自大暑日酉正，至秋分日未正
仲秋	八月辛酉	白露／秋分						太阴湿土		
季秋	九月壬戌	寒露／霜降		少羽	太角	立冬后四日辰时初四刻起	左间 少阴君火		五 主气阳明燥金 客气太阳寒水	气五 自秋分日申初，至小雪日午初
孟冬	十月癸亥	立冬／小雪						阳明燥金		
仲冬	十一月甲子	大雪／冬至					右间 太阳寒水		六 主气太阳寒水 客气厥阴风木	气六 自小雪日午正，至大寒日辰正
季冬	十二月乙丑	小寒／大寒						太阳寒水		

己酉年

四季	月建	二十四节气	五运 中运	五运 主运	五运 客运	五运 交司时刻	六气 客气	六气 主气	六气 客主加临	气 交司时刻
孟春	正月丙寅	立春 雨水	土运不及	少角	少宫	戊申年大寒日巳时初初刻起	司天 阳明燥金	厥阴风木	初 主气厥阴风木 客气太阴湿土	自戊申年大寒日巳初，至春分日卯初 丑正
仲春	二月丁卯	惊蛰 春分								
季春	三月戊辰	清明 谷雨		太徵	太商	春分后十三日巳时正一刻起	左间 太阳寒水	少阴君火	二 主气少阴君火 客气少阳相火	自春分日卯，至小满日寅正
孟夏	四月己巳	立夏 小满								
仲夏	五月庚午	芒种 夏至		少宫	少羽	芒种后十日午时初二刻起	右间 少阳相火	少阳相火	三 主气少阳相火 客气阳明燥金	自小满日寅，至大暑日子初
季夏	六月辛未	小暑 大暑								
孟秋	七月壬申	立秋 处暑		太商	太角	处暑后七日午时正三刻起	在泉 少阴君火	太阴湿土	四 主气太阴湿土 客气太阳寒水	自大暑日子，至秋分日戌正 戌正
仲秋	八月癸酉	白露 秋分								
季秋	九月甲戌	寒露 霜降		少羽	少徵	立冬后四日未时初四刻起	左间 太阴湿土	阳明燥金	五 主气阳明燥金 客气厥阴风木	自秋分日亥初，至小雪日酉正
孟冬	十月乙亥	立冬 小雪								
仲冬	十一月丙子	大雪 冬至					右间 厥阴风木	太阳寒水	六 主气太阳寒水 客气少阴君火	自小雪日酉，至大寒日未正 未正
季冬	十二月丁丑	小寒 大寒								

179

庚戌年

四季	月建	二十四节气	中运	主运	客运	交司时刻	客气	主气	客主加临	交司时刻
孟春	正月戊寅	立春 雨水	金运太过	少角	太商	己酉年大寒时申初初刻起	司天 太阳寒水	厥阴风木	初 主气厥阴风木 客气少阳相火	自己酉年大寒日申初初,至春分日午初 气
仲春	二月己卯	惊蛰 春分					左间 厥阴风木	少阴君火	二 主气少阴君火 客气阳明燥金	自春分日午正,至小满日辰正 气
季春	三月庚辰	清明 谷雨		太徵	少羽	春分后十三日申时正一刻起	右间 阳明燥金	少阳相火	三 主气少阳相火 客气太阳寒水	自小满日巳初,至大暑日卯初 气
孟夏	四月辛巳	立夏 小满					在泉 太阴湿土	太阴湿土	四 主气太阴湿土 客气厥阴风木	自大暑日卯正,至秋分日丑正 气
仲夏	五月壬午	芒种 夏至		少宫	太角	芒种后十日酉时初二刻起	左间 少阳相火	阳明燥金	五 主气阳明燥金 客气少阴君火	自秋分日寅初,至小雪日子初 气
季夏	六月癸未	小暑 大暑					右间 少阴君火	太阳寒水	六 主气太阳寒水 客气太阴湿土	自小雪日子正,至大寒日戌正 气
孟秋	七月甲申	立秋 处暑		太商	少徵	处暑后七日酉时正三刻起				
仲秋	八月乙酉	白露 秋分								
季秋	九月丙戌	寒露 霜降		少羽	太宫	立冬后四日戌时初四刻起				
孟冬	十月丁亥	立冬 小雪								
仲冬	十一月戊子	大雪 冬至								
季冬	十二月己丑	小寒 大寒								

辛 亥 年

四季	月建	二十四节气	中运	五运 客运	五运 主运	五运 交司时刻	六气 客气	六气 主气	六气 客主加临	六气 交司时刻
孟春	正月庚寅	立春 雨水	水运不及（类岁会）	少羽	少角	庚戌日大寒时初初刻起	司天 厥阴风木	厥阴风木	初 主气厥阴风木 客气阳明燥金	自庚戌年大寒日亥初，至春分日酉正 一气
仲春	二月辛卯	惊蛰 春分		太角	太徵	春分后十三日亥时正一刻起	左间 少阴君火	少阴君火	二 主气少阴君火 客气太阳寒水	自春分日酉正，至小满日未初 二气
季春	三月壬辰	清明 谷雨								
孟夏	四月癸巳	立夏 小满					右间 太阳寒水	少阳相火	三 主气少阳相火 客气厥阴风木	自小满日未正，至大暑日午初 三气
仲夏	五月甲午	芒种 夏至		少徵	少宫	芒种后十日子时初二刻起				
季夏	六月乙未	小暑 大暑					在泉 少阳相火	太阴湿土	四 主气太阴湿土 客气少阴君火	自大暑日午正，至秋分日辰正 四气
孟秋	七月丙申	立秋 处暑		太宫	太商	处暑后七日子时正三刻起				
仲秋	八月丁酉	白露 秋分					左间 阳明燥金	阳明燥金	五 主气阳明燥金 客气太阴湿土	自秋分日辰初，至小雪日卯正 五气
季秋	九月戊戌	寒露 霜降								
孟冬	十月己亥	立冬 小雪		少商	少羽	立冬后四日丑时初四刻起	右间 太阴湿土	太阳寒水	六 主气太阳寒水 客气少阳相火	自小雪日卯正，至大寒日丑正 六气
仲冬	十一月庚子	大雪 冬至								
季冬	十二月辛丑	小寒 大寒								

181

壬 子 年

四季	月建	二十四节气	五运 中运	五运 客运	五运 主运	五运 交司时刻	六气 客气	六气 主气	六气 客主加临	六气 交司时刻
孟春	正月壬寅	立春 雨水	木运太过	太角	太角	辛亥年大寒日寅时初初刻起	司天 少阴君火	厥阴风木	初 主气厥阴风木 客气太阳寒水	初气 自辛亥年大寒日寅初，至春分日子正
仲春	二月癸卯	惊蛰 春分								
季春	三月甲辰	清明 谷雨		少徵	少徵	春分后十三日寅时正一刻起	左间 太阴湿土	少阴君火	二 主气少阴君火 客气厥阴风木	二气 自春分日子正，至小满日戌正
孟夏	四月乙巳	立夏 小满					右间 厥阴风木			
仲夏	五月丙午	芒种 夏至		太宫	太宫	芒种后十日卯时初二刻起		少阳相火	三 主气少阳相火 客气少阴君火	三气 自小满日亥初，至大暑日酉初
季夏	六月丁未	小暑 大暑					在泉 阳明燥金	太阴湿土	四 主气太阴湿土 客气少阳相火	四气 自大暑日酉正，至秋分日未正
孟秋	七月戊申	立秋 处暑		少商	少商	处暑后七日卯时正三刻起		阳明燥金	五 主气阳明燥金 客气太阴湿土	五气 自秋分日申初，至小雪日午正
仲秋	八月己酉	白露 秋分					左间 太阳寒水			
季秋	九月庚戌	寒露 霜降		太羽	太羽	立冬后四日辰时初四刻起	右间 少阳相火	太阳寒水	六 主气太阳寒水 客气阳明燥金	六气 自小雪日午正，至大寒日辰正
孟冬	十月辛亥	立冬 小雪								
仲冬	十一月壬子	大雪 冬至								
季冬	十二月癸丑	小寒 大寒								

癸　丑　年

四季	月建	二十四节气	中运	五运 客运	五运 主运	五运 交司时刻	六气 客气	六气 主气	客主加临	六气 交司时刻
孟春	正月甲寅	立春	火运不及	少徵	太角	壬子年大寒日巳时初初刻起	司天 太阴湿土	厥阴风木	初 主气厥阴风木／客气厥阴风木	气 自壬子午大寒日子正，至春分日卯初
		雨水								
仲春	二月乙卯	惊蛰			少徵					
		春分		太宫		春分后十三日巳时正一刻起	左间 少阳相火	少阴君火	二 主气少阴君火／客气少阴君火	气 自春分日卯正，至小满日丑正
季春	三月丙辰	清明			太宫					
		谷雨								
孟夏	四月丁巳	立夏					右间 少阴君火	少阳相火	三 主气少阳相火／客气太阴湿土	气 自小满日寅初，至大暑日子正
		小满		少商						
仲夏	五月戊午	芒种			少商	芒种后十日午时初二刻起				
		夏至								
季夏	六月己未	小暑					在泉 太阳寒水	太阴湿土	四 主气太阴湿土／客气少阳相火	气 自大暑日子正，至秋分日戌正
		大暑								
孟秋	七月庚申	立秋		太羽		处暑后七日巳时正三刻起				
		处暑			太羽		左间 厥阴风木	阳明燥金	五 主气阳明燥金／客气阳明燥金	气 自秋分日戌初，至小雪日酉正
仲秋	八月辛酉	白露								
		秋分								
季秋	九月壬戌	寒露					右间 阳明燥金	太阳寒水	六 主气太阳寒水／客气太阳寒水	气 自小雪日酉正，至大寒日未正
		霜降		少角						
孟冬	十月癸亥	立冬				立冬后四日未时初四刻起				
		小雪								
仲冬	十一月甲子	大雪								
		冬至								
季冬	十二月乙丑	小寒								
		大寒								

183

甲寅年

四季	月建	二十四节气	中运	客运	主运	交司时刻（五运）	客气	主气	客主加临	交司时刻（六气）
孟春	正月丙寅	立春 雨水	土运太过	太宫	太角	癸丑年大寒日申时初初刻起	司天 少阳相火	厥阴风木	初 主气厥阴风木 客气少阴君火	初 自癸丑年大寒日申初，至春分日午正 气
仲春	二月丁卯	惊蛰 春分								
季春	三月戊辰	清明 谷雨		少商	少徵	春分后十三日申时正一刻起	左间 阳明燥金	少阴君火	二 主气少阴君火 客气太阴湿土	二 自春分日午正，至小满日辰正 气
孟夏	四月己巳	立夏 小满					右间 太阴湿土			
仲夏	五月庚午	芒种 夏至		太羽	太宫	芒种后十日酉时初二刻起		少阳相火	三 主气少阳相火 客气少阳相火	三 自小满日巳初，至大暑日卯正 气
季夏	六月辛未	小暑 大暑					在泉 厥阴风木	太阴湿土	四 主气太阴湿土 客气阳明燥金	四 自大暑日卯初，至秋分日丑正 气
孟秋	七月壬申	立秋 处暑		少角	少商	处暑后七日酉时正三刻起		阳明燥金		
仲秋	八月癸酉	白露 秋分					左间 少阴君火		五 主气阳明燥金 客气太阳寒水	五 自秋分日丑初，至小雪日子正 气
季秋	九月甲戌	寒露 霜降					右间 太阳寒水	太阳寒水		
孟冬	十月乙亥	立冬 小雪		少徵	太羽	立冬后四日戌时初四刻起			六 主气太阳寒水 客气厥阴风木	六 自小雪日子初，至大寒日戌正 气
仲冬	十一月丙子	大雪 冬至								
季冬	十二月丁丑	小寒 大寒								

乙 卯 年

四季	月 建	二十四节气	中运	客运	主运	交司时刻	客气	主气	客主加临	交司时刻
孟春	正月戊寅	立春 雨水	金运不及（天符）	少商	太角	甲寅年大寒日亥时初初刻起	阳明燥金（司天）	厥阴风木	初 主气厥阴风木 客气太阴湿土	自甲寅年大寒日亥初，至春分日酉初
仲春	二月己卯	惊蛰 春分						少阴君火		
季春	三月庚辰	清明 谷雨		太羽	少徵	春分后十三日亥时正一刻起	太阳寒水（左间）		二 主气少阴君火 客气少阳相火	自春分日酉正，至小满日未正
孟夏	四月辛巳	立夏 小满					少阳相火（右间）	少阳相火	三 主气少阳相火 客气阳明燥金	自小满日申初，至大暑日午初
仲夏	五月壬午	芒种 夏至		少角	太宫	芒种后十日子时初二刻起				
季夏	六月癸未	小暑 大暑					少阴君火（在泉）	太阴湿土	四 主气太阴湿土 客气太阳寒水	自大暑日午正，至秋分日辰正
孟秋	七月甲申	立秋 处暑		太徵	少商	处暑后七日子时正三刻起				
仲秋	八月乙酉	白露 秋分					太阴湿土（左间）	阳明燥金	五 主气阳明燥金 客气厥阴风木	自秋分日巳初，至小雪日卯初
季秋	九月丙戌	寒露 霜降								
孟冬	十月丁亥	立冬 小雪		少宫	太羽	立冬后四日丑时初四刻起	厥阴风木（右间）	太阳寒水	六 主气太阳寒水 客气少阴君火	自小雪日卯正，至大寒日丑正
仲冬	十一月戊子	大雪 冬至								
季冬	十二月己丑	小寒 大寒								

丙辰年

四季	月建	二十四节气	中运	五运			六气			
				客运	主运	交司时刻	客气	主气	客主加临	交司时刻
孟春	正月庚寅	立春 雨水	水运太过（天符）	太羽	太角	乙卯年大寒日寅时初初刻起	司天 太阳寒水	厥阴风木	初 主气厥阴风木 客气少阳相火	初 自乙卯年大寒日寅初，至本年春分日子初正，戌 气
仲春	二月辛卯	惊蛰 春分					左间 厥阴风木			
季春	三月壬辰	清明 谷雨		少角	少徵	春分后十三日寅时正一刻起		少阴君火	二 主气少阴君火 客气阳明燥金	二 自春分日子正，至小满日亥 气
孟夏	四月癸巳	立夏 小满					右间 阳明燥金			
仲夏	五月甲午	芒种 夏至		太徵	太宫	芒种后十日卯时初二刻起		少阳相火	三 主气少阳相火 客气太阳寒水	三 自小满日亥初，至大暑日酉初 气
季夏	六月乙未	小暑 大暑					在泉 太阴湿土			
孟秋	七月丙申	立秋 处暑		少宫	少商	处暑后七日卯时初三刻起		太阴湿土	四 主气太阴湿土 客气厥阴风木	四 自大暑日酉正，至秋分日未正 气
仲秋	八月丁酉	白露 秋分					左间 少阳相火			
季秋	九月戊戌	寒露 霜降						阳明燥金	五 主气阳明燥金 客气少阴君火	五 自秋分日未初，至小雪日午初 气
孟冬	十月己亥	立冬 小雪		太商	太羽	立冬后四日辰时初四刻起	右间 少阴君火			
仲冬	十一月庚子	大雪 冬至						太阳寒水	六 主气太阳寒水 客气太阴湿土	六 自小雪日午正，至大寒日辰正 气
季冬	十二月辛丑	小寒 大寒								

丁巳年

四季	月建	二十四节气	中运	客运	主运	交司时刻	客气	主气	客主加临	交司时刻
孟春	正月壬寅	立春 雨水	木运不及（天符）	少角	少角	丙辰年大寒日巳时初初刻起	厥阴风木（司天）	厥阴风木	初 主气厥阴风木 客气阳明燥金	初之气 自丙辰年大寒日巳初，至本年春分日卯初
仲春	二月癸卯	惊蛰 春分								
季春	三月甲辰	清明 谷雨		太徵	太徵	春分后十三日巳时正一刻起	少阴君火（左间）	少阴君火	二 主气少阴君火 客气太阳寒水	二之气 自春分日卯正，至小满日丑正
孟夏	四月乙巳	立夏 小满					太阳寒水（右间）			
仲夏	五月丙午	芒种 夏至		少宫	少宫	芒种后十日午时初二刻起		少阳相火	三 主气少阳相火 客气厥阴风木	三之气 自小满日丑正，至大暑日子初
季夏	六月丁未	小暑 大暑					少阳相火（在泉）			
孟秋	七月戊申	立秋 处暑		太商	太商	处暑后七日午时正三刻起		太阴湿土	四 主气太阴湿土 客气少阴君火	四之气 自大暑日子初，至秋分日戌正
仲秋	八月己酉	白露 秋分					阳明燥金（左间）			
季秋	九月庚戌	寒露 霜降		少羽	少羽	立冬后四日未时初四刻起		阳明燥金	五 主气阳明燥金 客气太阴湿土	五之气 自秋分日戌正，至小雪日酉初
孟冬	十月辛亥	立冬 小雪					太阴湿土（右间）			
仲冬	十一月壬子	大雪 冬至						太阳寒水	六 主气太阳寒水 客气少阳相火	六之气 自小雪日酉正，至大寒日未正
季冬	十二月癸丑	小寒 大寒								

187

戊午年

四季	月建	二十四节气	中运	客运	主运	交司时刻	客气	主气	客主加临		交司时刻 气
孟春	正月甲寅	立春 雨水	火运太过（太乙天符，岁会）	太徵	少角	丁巳年大寒日申时初初刻起	司天 少阴君火	厥阴风木	初	主气 厥阴风木 客气 太阳寒水	初之气 自丁巳年大寒日申初，至春分日午初
仲春	二月乙卯	惊蛰 春分									
季春	三月丙辰	清明 谷雨		少宫	太徵	春分后十三日申时正一刻起	左间 太阴湿土	少阴君火	二	主气 少阴君火 客气 厥阴风木	二之气 自春分日午正，至小满日辰正
孟夏	四月丁巳	立夏 小满									
仲夏	五月戊午	芒种 夏至			少宫		右间 厥阴风木	少阳相火	三	主气 少阳相火 客气 少阴君火	三之气 自小满日巳初，至大暑日卯初
季夏	六月己未	小暑 大暑		太商		芒种后十日酉时初二刻起					
孟秋	七月庚申	立秋 处暑			太商		在泉 阳明燥金	太阴湿土	四	主气 太阴湿土 客气 太阴湿土	四之气 自大暑日卯正，至秋分日丑正
仲秋	八月辛酉	白露 秋分		少羽		处暑后七日戌时正三刻起					
季秋	九月壬戌	寒露 霜降			少羽		左间 太阳寒水	阳明燥金	五	主气 阳明燥金 客气 少阳相火	五之气 自秋分日寅初，至小雪日子初
孟冬	十月癸亥	立冬 小雪		太角		立冬后四日戌时初四刻起					
仲冬	十一月甲子	大雪 冬至			太角		右间 少阳相火	太阳寒水	六	主气 太阳寒水 客气 阳明燥金	六之气 自小雪日子正，至大寒日戌正
季冬	十二月乙丑	小寒 大寒									

己　未　年

四季	月建	二十四节气	中运	客运	主运	交司时刻	客气	主气	客主加临	交司时刻
孟春	正月丙寅	立春 雨水	土运不及（太乙天符、岁会）	少宫	少角	戊午年大寒时初初刻起	司天 太阴湿土	厥阴风木	初 主气厥阴风木 客气厥阴风木	自戊午年大寒日，至春分日酉年初 气
仲春	二月丁卯	惊蛰 春分								
季春	三月戊辰	清明 谷雨		太商	太徵	春分后十三日亥时正一刻起	左间 少阳相火	少阴君火	二 主气少阴君火 客气少阴君火	自春分日酉正，至小满日未正 二气
孟夏	四月己巳	立夏 小满								
仲夏	五月庚午	芒种 夏至		少羽	少宫	芒种后十日子时初二刻起	右间 少阴君火	少阳相火	三 主气少阳相火 客气太阴湿土	自小满日申初，至大暑日午初 三气
季夏	六月辛未	小暑 大暑								
孟秋	七月壬申	立秋 处暑		太角	太商	处暑后七日子时正三刻起	在泉 太阳寒水	太阴湿土	四 主气太阴湿土 客气少阳相火	自大暑日午正，至秋分日辰正 四气
仲秋	八月癸酉	白露 秋分								
季秋	九月甲戌	寒露 霜降		少徵	少羽	立冬后四日丑时初四刻起	左间 厥阴风木	阳明燥金	五 主气阳明燥金 客气阳明燥金	自秋分日巳正，至小雪日卯初 五气
孟冬	十月乙亥	立冬 小雪								
仲冬	十一月丙子	大雪 冬至					右间 阳明燥金	太阳寒水	六 主气太阳寒水 客气太阳寒水	自小雪日卯初，至大寒日丑正 六气
季冬	十二月丁丑	小寒 大寒								

189

庚 申 午

四季	月建	二十四节气	中运	客运	主运	交司时刻（五运）	客气	主气	客主加临	交司时刻（六气）
孟春	正月戊寅	立春	金运太过（类岁会）	太商	少角	己未年大寒日寅时初初刻起	司天 少阳相火	厥阴风木	初　主气厥阴风木　客气少阴君火	自己未年大寒日寅初，至春分日子正。初气
		雨水								
仲春	二月己卯	惊蛰								
		春分					左间 阳明燥金	少阴君火	二　主气少阴君火　客气太阴湿土	自春分日子正，至小满日戌正。二气
季春	三月庚辰	清明		少羽	太徵	春分后十三日寅时正一刻起				
		谷雨								
孟夏	四月辛巳	立夏								
		小满					右间 太阴湿土	少阳相火	三　主气少阳相火　客气少阳相火	自小满日亥初，至大暑日酉初。三气
仲夏	五月壬午	芒种								
		夏至		太角	少宫	芒种后十日卯时初二刻起				
季夏	六月癸未	小暑								
		大暑					在泉 厥阴风木	太阴湿土	四　主气太阴湿土　客气阳明燥金	自大暑日酉正，至秋分日未正。四气
孟秋	七月甲申	立秋								
		处暑								
仲秋	八月乙酉	白露		少徵	太商	处暑后七日卯时正三刻起				
		秋分					左间 少阴君火	阳明燥金	五　主气阳明燥金　客气太阳寒水	自秋分日申初，至小雪日午初。五气
季秋	九月丙戌	寒露								
		霜降								
孟冬	十月丁亥	立冬								
		小雪		太宫	少羽	立冬后四日辰时初四刻起	右间 太阳寒水	太阳寒水	六　主气太阳寒水　客气厥阴风木	自小雪日午正，至大寒日辰正。六气
仲冬	十一月戊子	大雪								
		冬至								
季冬	十二月己丑	小寒								
		大寒								

辛 酉 年

四季	月建	二十四节气	五运 中运	五运 客运	五运 主运	五运 交司时刻	六气 客气	六气 主气	六气 客主加临	六气 交司时刻
孟春	正月庚寅	立春 雨水	水运不及	少羽	少角	庚申后年大寒日巳时初初刻起	司天 阳明燥金	厥阴风木	初 主气厥阴风木 客气太阴湿土	自庚申年大寒日巳初，至本年春分日卯初 气
仲春	二月辛卯	惊蛰 春分								
季春	三月壬辰	清明 谷雨		太角	太徵	春分后十三日巳时正一刻起	左间 太阳寒水	少阴君火	二 主气少阴君火 客气少阳相火	自春分日卯正，至小满日丑正 气
孟夏	四月癸巳	立夏 小满								
仲夏	五月甲午	芒种 夏至		少徵	少宫	芒种后十日午时初二刻起	右间 少阳相火	少阳相火	三 主气少阳相火 客气阳明燥金	自小满日寅初，至大暑日子初 气
季夏	六月乙未	小暑 大暑					在泉 少阴君火			
孟秋	七月丙申	立秋 处暑		太宫	太商	处暑后七日午时正三刻起	左间 太阴湿土	太阴湿土	四 主气太阴湿土 客气太阳寒水	自大暑日子正，至秋分日戌正 气
仲秋	八月丁酉	白露 秋分								
季秋	九月戊戌	寒露 霜降		少商	少羽	立冬后四日未时初四刻起	右间 厥阴风木	阳明燥金	五 主气阳明燥金 客气厥阴风木	自秋分日亥初，至小雪日酉初 气
孟冬	十月己亥	立冬 小雪								
仲冬	十一月庚子	大雪 冬至						太阳寒水	六 主气太阳寒水 客气少阴君火	自小雪日酉正，至大寒日未正 气
季冬	十二月辛丑	小寒 大寒								

壬 戌 年

四季	月建	二十四节气	五运				六气			
			中运	客运	主运	交司时刻	客气	主气	客主加临	交司时刻
孟春	正月壬寅	立春	木运太过	太角	太角	辛酉年大寒日申时初初刻起	司天 太阳寒水	厥阴风木	初 主气厥阴风木 客气少阳相火	自辛酉年大寒日午初，至本年春分日午正 气
		雨水								
仲春	二月癸卯	惊蛰								
		春分								
季春	三月甲辰	清明		少徵	少徵	春分后十三日申时正一刻起	左间 厥阴风木	少阴君火	二 主气少阴君火 客气阳明燥金	自春分日午正，至小满日辰正 气
		谷雨								
孟夏	四月乙巳	立夏								
		小满								
仲夏	五月丙午	芒种					右间 阳明燥金	少阳相火	三 主气少阳相火 客气太阳寒水	自小满日巳初，至大暑日卯初 气
		夏至		太宫	太宫	芒种后十日酉时初二刻起				
季夏	六月丁未	小暑								
		大暑								
孟秋	七月戊申	立秋					在泉 太阴湿土	太阴湿土	四 主气太阴湿土 客气厥阴风木	自大暑日卯正，至秋分日丑正 气
		处暑								
仲秋	八月己酉	白露		少商	少商	处暑后七日酉时正三刻起				
		秋分								
季秋	九月庚戌	寒露					左间 少阳相火	阳明燥金	五 主气阳明燥金 客气少阴君火	自秋分日寅初，至小雪日子初 气
		霜降								
孟冬	十月辛亥	立冬								
		小雪		太羽	太羽	立冬后四日戌时初四刻起				
仲冬	十一月壬子	大雪					右间 少阴君火	太阳寒水	六 主气太阳寒水 客气太阴湿土	自小雪日子正，至大寒日戌正 气
		冬至								
季冬	十二月癸丑	小寒								
		大寒								

癸 亥 年

四季	月建	二十四节气	五运				六气			
			中运	客运	主运	交司时刻	客气	主气	客主加临	交司时刻
孟春	正月甲寅	立春 雨水	火运不及（同岁会）	少徵	太角	壬戌年大寒日亥时初初刻起	司天 厥阴风木	厥阴风木	初 主气厥阴风木 客气阳明燥金	自壬戌年大寒日亥初，至春分日酉初 气
仲春	二月乙卯	惊蛰 春分					左间 少阴君火			
季春	三月丙辰	清明 谷雨		太宫	少徵	春分后十三日亥时正一刻起		少阴君火	二 主气少阴君火 客气太阳寒水	自春分日酉正，至小满日未正 气
孟夏	四月丁巳	立夏 小满					右间 太阳寒水			
仲夏	五月戊午	芒种 夏至		少商	太宫	芒种后十日子时正二刻起		少阳相火	三 主气少阳相火 客气厥阴风木	自小满日申初，至大暑日午初 气
季夏	六月己未	小暑 大暑					在泉 少阳相火			
孟秋	七月庚申	立秋 处暑		太羽	少商	处暑后七日子时正三刻起		太阴湿土	四 主气太阴湿土 客气少阴君火	自大暑日午正，至秋分日辰正 气
仲秋	八月辛酉	白露 秋分					左间 阳明燥金	阳明燥金	五 主气阳明燥金 客气太阴湿土	自秋分日巳初，至小雪日卯初 气
季秋	九月壬戌	寒露 霜降								
孟冬	十月癸亥	立冬 小雪		少角	太羽	立冬后四日丑时初四刻起	右间 太阴湿土			
仲冬	十一月甲子	大雪 冬至						太阳寒水	六 主气太阳寒水 客气少阳相火	自小雪日卯正，至大寒日丑正 气
季冬	十二月乙丑	小寒 大寒								